做你自己的
心理治疗师

Do It Yourself Therapy

如何在**8**周之内让你的想法、感受和行为焕然一新

U0224340

［美］琳·洛特　芭芭拉·曼登霍尔◎著　花莹莹◎译

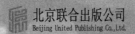

北京联合出版公司
Beijing United Publishing Co.,Ltd.

图书在版编目（CIP）数据

做你自己的心理治疗师/（美）洛特，（美）曼登霍尔著；花莹莹译.—北京：北京联合出版公司，2015.9（2022.6 重印）

ISBN 978-7-5502-6254-6

Ⅰ.①做… Ⅱ.①洛… ②曼… ③花… Ⅲ.①精神疗法 Ⅳ.① R749.055

中国版本图书馆 CIP 数据核字（2015）第 219632 号

做你自己的心理治疗师

作　　者：［美］琳·洛特　芭芭拉·曼登霍尔
译　　者：花莹莹
选题策划：北京天略图书有限公司
责任编辑：王　巍
特约编辑：阴保全
责任校对：杨青茹

北京联合出版公司出版

（北京市西城区德外大街 83 号楼 9 层　100088）

水印书香（唐山）印刷有限公司印刷　　新华书店经销

字数 194 千字　　787 毫米 ×1092 毫米　　1/16　　15.5 印张

2015 年 10 月第 1 版　　2022 年 6 月第 10 次印刷

ISBN 978-7-5502-6254-6

定价：30.00 元

献给哈尔，我的世界里最鼓舞人心的人。

——琳

献给瑞克、杰斯、本和琳，感谢他们帮助我学会言出必行，我才能教会别人如何做到这一点。

——芭芭拉

言语已经无法描述这本书带给我多么大的帮助！我已经把很多本的《做你自己的心理治疗师》送给了别人，并且经常会用一些容易开展的活动和鼓舞人心的故事来帮助我的来访者获取更多的力量。这种简洁但现实的方式，能够让你更好地理解自己和别人，为所有读到这些内容的人带来了真正的情感上的治愈。这是一本充满了鼓励性的提示和实践策略的极好的书。

——多里·凯贝尔（Dori Keiper）

教育学硕士，利哈伊大学教师心理咨询中心

遵循《做你自己的心理治疗师》的简单步骤，一幅"我"的全貌开始呈现，并变得越来越清晰。没有评判，没有好或坏，只是原本的我。当今的世界充满了选择，不再是简单的二元的，并且理应由"我"来选择我的生活。对于有兴趣了解自己、发展自己并运用这一能力帮助别人的人来说，这是一本非常好的书。

——张宏武

美国正面管教注册导师

这本书传递出一个非常响亮的声音，鼓励并挑战我们去冒最大的风险——即改变我们自己。

——罗斯琳·达菲（Roslyn Duffy）

《3~6岁孩子的正面管教》和《0~3岁孩子的正面管教》的合著者

咨询师，教师

我爱这本书！！书中的信息解释得非常清楚，并且有非常好的图表、活动等内容。我时常会用到它,《做你自己的心理治疗师》是了解横向和纵向人际关系的一种极好方式。就我所知,它给我以及很多人都带来了帮助。

——玛丽·J. 马圭尔（Mary Jamin Maguire）

阿德勒家庭和社区活动中心创始人、导师和心理治疗师

喜欢这本书有很多理由,出生顺序一章对自我认识真的很有帮助……在这些年中我向很多人介绍了相关的内容。

——玛丽·休斯（Mary Hughes）

众议院议员,注册正面管教高级导师

我太喜欢这本书了,它给我带来了巨大的帮助。

——克莉丝汀·贾斯明（Kristin Masmin）

养育指导师和培训师

我喜欢这本书!非常棒的一本书。非常值得去读,反复地读,并把这些内容告诉你的朋友。

——格伦达·蒙哥马利（Glenda Montgomery）

正面管教导师,养育教练,波特兰,来自里约热内卢

我真的非常感谢你提供的所有帮助。我做这项工作已经超过15年时间了,但是,你的素材为我打来了全新的视野。我能看到它是如何真正帮助父母和人们。我非常急切地想要学习更多。

——鲁思·布鲁克赫伊曾（Ruth Broekhuizen）

导师和咨询师,莱利斯塔德,荷兰

致　谢

很多人为本书做出了贡献。我们感激你们每一个人，并且想特别提到……

里基·英特内尔（Riki Intner），帮助我们构思并写作了本书第一版的合著者。

我们的很多来访者、家人和朋友，他们教会了我们你从本书中所学到的很多东西，帮助我们形成和提炼了这些内容的用途和表达方式，并允许我们使用他们的故事来说明如何使用这些技巧来获得成长和改变，以帮助别人。

雷切尔·贝莉（Rachel Bailey），给我们提出了一些重要的建议，让我们考虑并做出了添加行动计划以及觉察活动的重要调整。

葆拉·格雷（Paula Gray），她的插图让本书大为增色，每次看到这些插图总会让我们很快乐。葆拉，你太神奇了！

琳在中国遇到的所有令人鼓舞的伙伴们，他们渴望了解本书中的知识，并推动我们进行修订。北京天略图书有限公司的甄先生，感谢你对出版本书的兴趣给我们带来的莫大鼓舞。感谢作为朋友、同事的王霄，她是最能鼓励人的。感谢中国刚刚出现的鼓励咨询师们（花莹莹、亓欣、刘旸、张卉），以及那些将经由我们的培训而加入进来的人们。

我们的编辑劳拉·曼格尔斯（Laura Mangels），她确保了文本的质量，还为有机会编辑她从中学到了很多东西的一本书而感谢了我们。还要感谢凯莉·米尔斯（Kelly Mills），她让我们认识了劳拉。

肯·安吉（Ken Ainge），为我们创建了全部新文件，使得我们不必对整本书进行重新录入。

莎莉·亚当斯（Shary Adams），再一次解救了我们，并帮助我们设计了版面。

杰西卡·阿门（Jessica Amen）总是乐意为我们提供技术支持。

芭芭拉·曼登霍尔（Barbara Mendenhall），她把自己的生活完全颠倒了（她的家也是如此），这样我们才能及时地完成本书。（芭芭拉和瑞克除了聪明、精通技术、有天赋之外，他们的烹饪和招待也达到了一流的美食家餐厅的水平。）

琳·洛特，她相信如果我们能活得足够长久，我们就能将这个世界变成一个对每个人充满鼓励的地方。

作者

引 言
这不是巫术——而是你要做的事情！

你真的能在区区 8 个星期内就改变你的人生吗？是的，你能。对每个人来说，都会有一些转折点。这些转折点就是你变成一个致力于成长的新人的那些时刻——即你决定鼓励自己，而不是一味地沉溺于让你丧失信心的行为的时刻。阅读《做你自己的心理治疗师》可以成为你的一个转折点。你的人生能够改变，无论你是按部就班地学习每一章和每个活动，还是挑选那些吸引你的内容。

一旦你开始改变，你会注意到你周围的人常常也想获得一些与你同样的改变。令人振奋的消息是，你将能够帮助别人更多地鼓励他们自己。你将成为我们所说的你自己和别人的"鼓励咨询师"。

鼓励咨询师要做什么呢？他们激励自己和他人的勇气；他们专注于努力和进步；他们让人们为自己而改变；他们帮助自己和他人重新养育其内在孩童。他们学习建立在尊重基础上的方法。他们还知道怎样为现实生活中的问题寻找解决方案。

要做到这一点，你不必去上大学并学习很多课程（当然如果上大学是你想做的,那就一定要去)。你也不必收集一大堆证书(尽管对于有些人来说,收集证书是一种安慰)。你真正需要的是通过做来学习,通过让自己和别人接纳一种鼓励模式来学习。我们会带领你了解这些步骤。

改变过程的 4 个步骤

当你成为自己和别人的鼓励咨询师时,你是在帮助人们改变。改变不会在一夜之间发生。要实现从沮丧到鼓励的改变,包括 4 个步骤:愿望、觉察、接纳和选择。即便有人可能会告诉你你需要帮助或者你需要改变,但在你有使你的生活变得更好的愿望之前,改变不会真正开始。如果你阅读一本书(包括本书)、参加某个课程、加入某个小组、查找某个"12 步学习"项目的联系方式、给治疗师打电话,或者仅仅是告诉另一个人你想要做出一些改变,你就迈出了第一步:愿望。

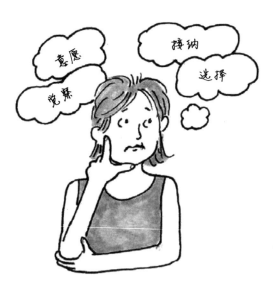

我们经常和我们的来访者谈论第二步,觉察,我们会讨论"B.C."和"A.C.",即"有意识之前"(before consciousness)和"有意

识之后"（after consciousness）。经历从"B.C."向"A.C."的转变，就好像在一个漆黑的房间里有人打开了灯。在你意识到并觉察到你自己的思考、感受和行为模式之前，你无法开始改变它们。

人们似乎发现接纳，第三步，是最困难的。接纳要求你将自己的想法、感受和行为与你的自我价值区分开来。你能够说："（它、他、她、我、生活）就是怎样的；这是事实，不是一种评判，这只是信息而已。"接纳要求你关注现实（是什么），而不是过去（曾经是什么）或者将来（可能是什么）。当你开始关注"是什么"时，你就能够停止比较、批评和评判自己——或者认为自己毫无价值。如果你听到自己说"事情就是如此"，你就是在接纳！

没有接纳，改变就是暂时的。有时候，假装有一个鼓励的声音在你耳边低语，说你本来的样子就已经足够好了，是有帮助的。如果你听到自己对这个声音的回答是"是的，但是……"以及"要是……多好"或者"我应该……"，你就尚未实现对自己的接纳。当你接纳真实的自己时，你就会开始观察自己的行动，而不是痛责自己。你会在做出了一种无效行为，或正在做出这种行为，或者，有时候，在刚要做出这种行为时，注意到自己的这种行为是无效的。

到这时，改变过程的最后一步就自然而然地发生了。一旦你变得更接纳自己，你就会开始发现这个世界充满各种各样的选择。当你不再过多地关注自己的错误或者给别人留下的印象时，你将能以更加开放的心态去尝试新的想法和行为。

正面管教之树

本书的理念源自阿尔弗雷德·阿德勒和鲁道夫·德雷克斯。简·尼尔森和琳·洛特共同将这些理念加以提炼，并建立了众所周知的正面管教体系。正面管教的学习者遍布世界各地，其中很多人已经开设了正面管教课程，以帮助那些希望学习如何在与孩子的关系中使用和善、坚定、尊重的方法的父母和老师们。很多人问："我可以将这些方法应用于成年人的关系中吗？"答案是明确的"可以"！这就是我们所说的"正面管教＋"。如果你已经学习过正面管教，并且懂得如何将它运用到与各个年龄的孩子的相处当中，那么，你就已经走在成长为鼓励咨询师的最前沿了。如果你还没有参加过任何正面管教课程，我们强烈建议你去参加。你可以运用自己在学习正面管教时掌握的所有知识，帮助你的内在孩童从"依赖"走向"相互依存"。《做你自己的心理治疗师》将教你如何使用正面管教的原则和技巧来重新养育你的内在孩童，并且改善你和伴侣、父母、同事，以及最重要的，你和自己之间的关系。

为了更好地理解这个鼓励模式的起源，请看下面这棵树。

让我们从树根部分开始。阿德勒和德雷克斯教给我们共情、归属感和价值感、以目标为导向的行为、社会和情感学习，以及建立在相互尊重基础上的成长模型。相互尊重是指尊重自己、尊重别人，以及尊重情形的需要。阿德勒和德雷克斯都积极倡导帮助公众学习"民主生活"所需要的技巧。除了举办讲座和公开课，他们还鼓励其他人也这么做。他们完善了一套称为"聚焦家庭"

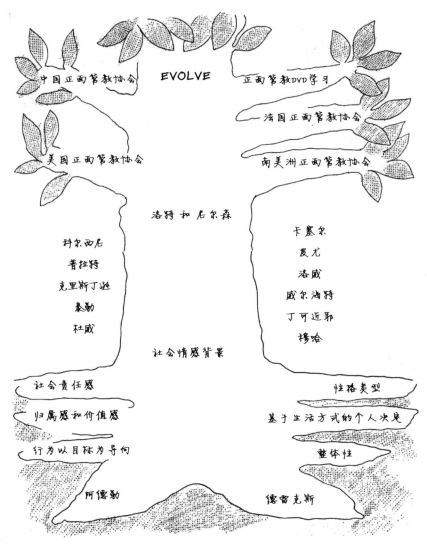

的解决问题模型，该模型在阿德勒心理学实践者中非常受欢迎。

　　有很多阿德勒和德雷克斯的同事和学生在帮助发展和传播他们的理念，其中最令人瞩目的就是领军人物简·尼尔森和琳·洛特。你会注意到简和琳构成了正面管教之树的树干的核心。其间，洛特和尼尔森修改了"聚焦家庭"模型，将其转化为可以遵循的步骤。她们将这些步骤称作"父母互助解决问题步骤"（以及"教师互助解决问题步骤"）。学习正面管教的人对这个模型非常熟悉，并且会运用它来帮助别人解决具体问题。

尼尔森和洛特设计了丰富的讲习班、产品和课程，共同创立了知名的正面管教体系。截至我们写作本书时（2014年），已经有55个国家在教授正面管教。尼尔森和洛特受到了德雷克斯的众多学生和同事的影响，故而我们在树干的两侧列出了其中一些人的名字。

树冠部分是非常令人振奋的，每天都在成长。毫不夸张地说，目前有超过100个组织在教授阿德勒、德雷克斯以及正面管教理念，包括美国正面管教协会、中国正面管教协会、法国正面管教协会，以及EVOLVE。我们希望读到这本书的很多人都能将自己所在的组织加入到这棵树的树冠上。

疾病模式与鼓励模式

本书分为8章（8个星期）。每个星期我们都会为你的自助工具箱增加一些工具，以便你能取得成功。你将学到一种告诉你生活是怎么回事，以及在生活不如愿时可以怎么做的模式。你将了解到自己所做出的小小改变就能带来别人的重大改变。要做到这一点，你需要将疾病模式转变为鼓励模式。

举一个例子来说明这两种模式之间的不同：你是否曾经听到自己或别人说起"我的焦虑"或者"我的抑郁"？这与"我感到焦虑"或"我感到抑郁"（或绝望、无助、不开心）有什么不同呢？当你认为自己患了某种疾病或者出了某种状况，并且这种情形超出了你的控制能力或是源自家族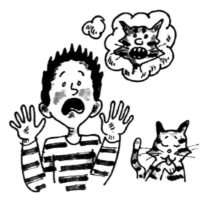
遗传时，你可能会感到非常绝望，
甚至会担心自己可能把这种可怕
的疾病传给家人。这就是当今非
常普遍的"疾病"模式语言。这
种"疾病"需要得到诊断、贴上
标签，并且往往需要经过药物治
疗才能好转。

　　作为鼓励咨询师，为了创造希望并进行疗愈，我们建议你要
帮助自己和别人识别感受，而不是进行诊断。在你能够说出"我
感到焦虑"（或沮丧、绝望、无助）的那一刻，通常也就可以找
到解决方案了。你也许想要有一种不同的感受，但是，消除令你
不舒服的感受与患有某种疾病无关，而是与寻找一条通往鼓励的
道路有关。

走出"情感幼儿园"

　　当我们还是孩子时，我们所有人都做出了一系列的决定。我
们意识不到自己在做出决定或者在存储这些决定，但我们确实在
做这两件事。这些早期决定构成了我们的"核心信念"或"个人
逻辑"。塑造你的性格的，并不是发生在你生活中的事情，而是
你对于那些事件和环境所做出的有意识和无意识的决定。其中的
很多决定都是你在 5 岁之前的童年阶段做出的。想象你开车出去
兜风，而掌握方向盘的是一个 5 岁的孩子。我们大多数人都在以
这种方式过着成年人的生活。你可能会惊讶地发现，你的内在孩

童有着多么大的影响力。

本书将帮助你彻底走出这个"情感幼儿园"。在阅读书中很多故事的过程中，你会开始注意到人们小时候所做出的潜在的无意识的决定对他们当下生活产生的影响。鼓励咨询师则懂得如何走近这些内在孩童，并帮助重新养育他们，以便他们能够长大。

很多内在孩童都深陷在非黑即白的思考方式中，认定在某些特定的情形下只有两种选择，因而可能错失有可能给他们带来平和或当前问题的解决方案的数百个选择。非黑即白的思考方式让

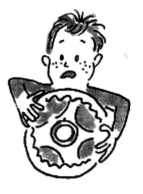

他们感觉被卡在那里，无法前行。因此，寻找灰色地带的时机来临了。如果找某个观点不同的人聊聊自己的境况，你往往会更容易找到灰色地带。

本书的一位作者曾经独自进行过一次公路旅行。每当她在某个营地停留过夜时，她会花很长时间寻找一个靠近电源插座的野餐桌，以便她能使用她的电脑。有时，她会把很重的桌子拖到电源插座旁，但大多数时候，她总要开车转好几圈直到她找到一个桌子和插座靠得很近的地方。当她向丈夫抱怨这个过程有多么艰辛时，她的丈夫笑着问："你为什么不买一个接线板呢？"这个建议让她大吃一惊——如此简单并显而易见的解决方案她竟然没有想到。每当进退两难时，你不妨把自己的想法告诉别人，问问他们是否有其他的主意。你一定也会在附近发现自己的"接线板"。

有些人可能会发现我们的方法很简单。不要因此而止步。我们建议你在阅读本书的过程中暂且放下评判。与其把这些内容看

作是积极的或消极的、正确的或错误的、好的或坏的，不如把它当作有助于你在生活道路上勇往直前的有趣知识。

体验式学习是关键

因为我们知道，与读书或听讲座相比，人们在亲身参与活动时会学得最好，所以，我们在这本书中加入了很多体验式元素。每一章都设计有觉察活动和行动计划，以帮助你更多地了解自己和他人。

为了从本书中得到最大收获，为了让你成为自己和他人的鼓励咨询师，把你的答案写在日志上——无论是你愿意写在电脑上或是你选择的笔记本上，你都会发现，坚持记录有助于你更快地成长。写日志会帮助你体验到身体中的收获，而不只是头脑中的收获！此外，你将拥有一份成长记录，以便你能提醒自己所经历的那些改变。重读你写下的内容是令人鼓舞的。当你想帮助其他人感觉更好和做得更好时，它还会成为一种提醒，这是个循序渐进的过程。改变并不会在一天中发生！

觉察活动——养育风格如何影响你的内在孩童

你能记得自己 5 ～ 10 岁时的情形吗？现在，假想你是一个处于这个年龄段的孩子。写下你的年龄。想象你听到了下列每句话，注意你有什么想法、感受和决定，并把它们写下来。你可能对你的一些答案感到惊讶。如果成长过程中伴随着大量的赞扬，你可能会成为一个寻求赞扬的人，在别人赞扬你时非常受用。如果成长过程中伴随着大量的批评，你可能会对批评产生免疫力，因为你已经学会将它隔绝在外。如果你想通过运用正面管教重新养育你的内在孩童，那么你或许愿意给这个内在孩童足够的时间，适应鼓励的语言。

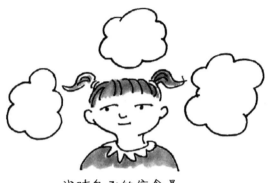

我对自己的信念是……

批评的话语："你的成绩从 D 提高到 C 了，但是，我们希望下次看见你得 A。"

赞扬的话语："我真为你骄傲！看看你的成绩提高了多少！你在学校表现这么好，真是让我高兴！"

鼓励的话语："我看到你的成绩单了。看起来你在学习上所付出的努力都得到了回报。你一定觉得非常高兴。"

或者，这些话语怎么样呢？

批评的话语："你的房间真是一团糟。我知道你可以多学学你姐姐，保持房间干净。"

赞扬的话语："看看你的房间！我知道你是咱们家里最整洁的一个孩子！"

鼓励的话语："我注意到你收拾了房间；我敢打赌你找东西

一定容易多了。当我要进来和你一起读故事时，我会更乐意进来。"

最后，还有这些呢？

批评的话语："你必须停止对那只死掉的猫念念不忘！反正你也没有好好照顾它！"

赞扬的话语："哦，宝贝，不要再担心那只猫了。你多么擅长振作起来并继续你的生活啊。"

鼓励的话语："听到你的猫的消息，我很难过——你爱它像爱自己的家人一样。你现在一定很难过。"

行动计划——运用鼓励与你的内在孩童对话

注意你在什么时候批评或赞扬你的内在孩童，以及这造成了什么影响。找到你内在的心理治疗师，让她对你（或别人）运用一种鼓励的方式。

行动计划——鼓励自己迈出第一步

要放弃寻找快速解决之道。这不是一本快速解决问题的书，虽然你可能会惊讶地发现，在阅读这本书和做这些活动时那么多困难都消失了。真的没有什么灵丹妙药能够帮助你鼓励自己和别人。这是一个循序渐进的过程。阅读这些章节，记你的日志，然后和其他人一起做活动，这样你就能在这个过程中练习方法并鼓励别人。

从现在开始，要在过程中实践和学习。不要一直等到你成为一名专家。一周一周地，使用你在本书中学到的内容帮助其他人学习和成长。组建一个鼓励小组，或者，如果你教授父母课堂，课堂上有人需要额外帮助改善他们成年人之间的关系，要为他们提供服务。已经感到紧张了吗？这是一种明确迹象，说明你需要深呼吸，然后，朝着你想成为的鼓励咨询师迈出一小步。

改变是一个过程。我们为期八周的计划会帮助你开启一个赋予自己力量的模式，它将引领你在改变自己生活和他人生活的过程中，走向一种更加健康的人际关系。你只需要相信这个过程，并按照自己的步调一步一步向前迈进。让自己做一个学习者，循序渐进地成长。放下压力，尊重自己在改变生活的过程中的步调和风格。

目　录

改变是一个过程。本书会帮助你开启一个有助于你改变自己的人生和人际关系的赋予你自己力量的模式。你需要的只是相信这个过程，并按照自己的步伐，每次前进一小步……

第2周　你怎样成为了你

先天？后天？都不是！

你之所以成为你，影响最大的是你从出生起就开始做着的潜意识的决定。这是你的核心信念，你的"个人逻辑"，它们以一种独特的方式塑造着你的个性……

第3周　你怎样成为了你

兄弟姐妹对你有什么影响？

谁对你的个性和身份认同影响最大？当然是你的兄弟姐妹！如果是独生子女，你很可能会……

第 4 周　你的行为对你有帮助吗?

行为都是有目的的，但人在丧失信心的时候，往往试图以无益的方式达到自己的目的……

第 5 周　乌龟，老鹰，变色龙和狮子，天啊!

很多人都认为每个人都是一模一样的，但实际上，有四种不同的性格类型，每种性格类型的需要是不同的……

第6周　寻找童年记忆中隐藏的"黄金"

童年的记忆会为你提供一把打开你内在的藏宝箱的钥匙，揭示出隐藏在你潜意识中的宝贵信息……

第7周　如何让你的想法、感受和行为焕然一新

理解到想法、感受和行为之间的联系和差异，你就能掌控自己人生的方向盘……

第 8 周　呵护和培养健康的人际关系

你的心理、情感和身体的健康和幸福，都取决于你的人际关系的质量——与你的配偶或伴侣、家人、朋友和同事的关系，当然，还包括你和自己的关系……

结　语

第 *1* 周

如果你愿意，就能改变

最重要的事先做

你愿意先听好消息还是坏消息？正如我们在引言中所说，好消息是，是的，你可以改变。坏消息是，直到你真正理解，并且，更重要的是，直到你接纳现实，否则，你对改变的努力和梦想几乎注定会失败。正如你在引言中看到的那样，接纳是改变过程中的第三步。它也是真正而持久的改变的关键，无论是对你来说，还是对你作为一名鼓励咨询师正在帮助的其他人来说，都是如此。

看看下面这张图。一旦你理解了这张图，你就能参照它来帮助你自己和别人了。

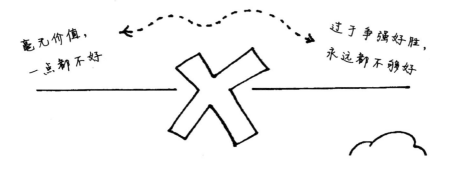

这条线代表你的人生，你在出生时处于 X 点。你本来就足够好了。我们想帮助你做回你自己。但是，那个真实的你是谁呢？

如果你像其他所有人一样，在人生的某个时刻会做出一个错误的决定，即认定自己不够好。这是一种令人非常不舒服的处境。没有人喜欢感觉自己"不足"。可以将这种处境看作是位于负方向上的一点。注意图中的负方向。有些人称之为"抑郁"。另一些人将之视为低自尊。无论你如何称呼它或对它有什么体验，这都是一个没有人愿意停留的地方，所以，出于人类的本性，你通过走向相反的方向，努力到达你认为的正方向，试图对你认为自己存在的缺点做出弥补。我们称之为过度补偿。

像你想鼓励的人一样，你会想出一些如何让自己变得足够好的主意。正方向是你为证明自己而认为你需要到达的地方。或许，你认为如果自己坚强，或聪明，或有趣，或机灵，或令人愉快开朗，或对别人更有帮助，你就会足够好。尽管这些品质并没什么不好，但是，当你将其看作是避免负方向所需的必要条件时，它们就会成为一个问题。有些人称这种正方向为"焦虑"。另一些人称之为强迫症行为或浮夸。

无论你身处这条线的哪一端，你都距离做真实的自己还有很远。你越是过度补偿——如弧线所示的那样——你距离真实的自

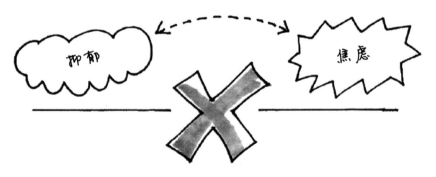

己就越远。在正和负之间一次次地反复，会令人疲惫不堪。

这里是一个活动，能帮助你了解自己的生活中一次你认为自己处于负方向，但想出了如何走向正方向的情形。不要忘记拿出你的笔记本或者打开电脑文档，记录下你的答案。正如我们在引言中所说的那样，如果你真的希望能鼓励他人，你就需要自己先做这些活动。这不仅能帮助你重新养育你的内在孩童，从而感受到更多鼓励，而且能让你在使用这些活动帮助其他人的时候，更深入地理解这些活动的影响。你们有些人也许想和朋友或其他有意成为鼓励咨询师的人一起练习这些活动。在学习一项新技能的过程中，练习是无可替代的。

觉察活动——当你的自尊受挫时

1. 回忆一次你感到悲伤、失望、伤心或尴尬，并且自尊受到损害的时刻。把它写下来，包括你当时的年龄、发生了什么事情、你有什么感受，以及你对自己做出了什么决定。把这个时刻看作是你处于负方向上的一点。

2. 现在，再来看看你是否能想出当时是如何努力过度补偿并且做到足够好的。你也许尝试了几种行为。把它们写下来，并将之看作是你处于正方向上的一点。当你采取这些行为时，你有什么感受、你对自己有什么看法？都写下来。

3. 你能到达 X 点吗？如果你只是做你自己并且接受自己真实的样子，而不必证明任何事情，会怎么样？你会有什么想法、感受和行为？记录下来。

人们来找我们，因为他们被卡在了这条线的这一端或那一端，或者他们因为在负方向和正方向之间跳来跳去让自己快发疯了。有些人说自己总是悲伤或抑郁。有些人则深受焦虑的困扰，担心无法保持自己的形象或价值。很多人是在人际关系方面遇到了问题，或者在亲子关系方面需要帮助。我们一再听到的一个常见的抱怨是："我（或者我的丈夫／我的孩子／我的伴侣／我的人生……）到底出了什么问题？"

为了帮助这些人，我们敦促他们将关注点从是什么出现了"问题"转向他们能做什么以及他们可以如何改变。如果你有一根魔棒，向别人一挥就能改变他们，那就太好了，但是，真正而持久的改变始于你自己。

我们会让丧失信心的人看到如何理解他们的想法、感受和行为之间的联系；我们教给他们提高生活质量的导航性的工具；而且，我们和他们一起致力于给他们带来平和与喜悦的觉察、接纳以及行动计划的实施。

接纳将帮助你开始越过自己被卡住的地方，并做出持久的改变。

有些人最容易做出改变的方式是尝试新行为。如果你也是如此，本书中的故事和活动将帮助你每次迈出一小步。另一些人通过练习新的思考方式最容易成功改变。尽管改变你的有意识的想法很有帮助并且很有效，然而，透过表面去找到并改变那些你甚至没有觉察到的想法，则会带来持久的转变。寻找那些潜意识中的想法，是一个令人眼界大开且兴奋的事情，而我们将会在本书中告诉你如何做到这一点。无论是改变你的想法还是行为，都会改变你的感受。其最终结果，是你理解并接纳你自己和他人，而且能够体验到平和与喜悦。你开始选择对你来说很舒适的步伐和过程。改变并不是只有一种正确方式。

在你意识到自己小时候形成的隐藏的信念之前，你会倾向于用你的旧有的行为解决问题。这些行为中有很多可能都需要更新，以便你的想法和行为发生改变。

让我们回头看看你在引言中遇到的那个孩子——那个生活于你的内在、"掌握着方向盘"或者掌控着你的生活——尤其是在你有压力的时候——的孩子。在不安的时候，这个孩子最有可能采取其在幼年时的行为，而且根据这个孩子的逻辑，这种行为看起来是有效果的。将这个行为不当的孩子看作是一座冰山。其行为就是你能看到的水面之上那一部分。正如冰山

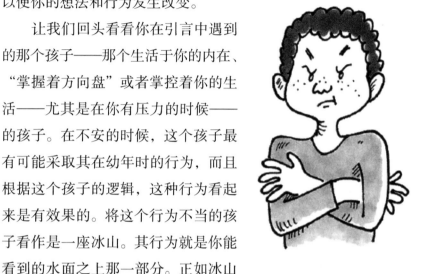

的情形一样，如果你只处理你能看到的部分，你就会在前方遇到麻烦。处于冰山水面之下的，是这个孩子的核心信念，既有有意识的，又有无意识的。我们称之为"个人逻辑"或"决定"。"决定"会产生我们称之为"感受"的能量，而这些感受也是处于冰山水面之下的，甚至隐藏得连这个孩子自己都意识不到。如果没有更多的工具，你就只能猜测水面之下是怎么回事。下面是一个能让你对这个内在孩童的力量有更深入理解的活动。

觉察活动——你的内在孩童掌控着全局吗？

1. 回想当你还是个孩子，并且感到担忧、害怕、生气、伤心或绝望的一个时刻。在你的笔记本或电脑上写下当时发生的事情。

写下当时你的年龄。

2. 你认为自己在当时可能做出了什么决定？将其写下来。那个孩子是如何尝试解决那个问题的？

3. 现在，想想最近一次你有过像刚才记忆中儿时同样感受的时刻。将其写下来。

4. 你当时做出了什么决定？写下来。

5. 你使用了与小时候同样的解决办法，还是更新了自己的解决问题技巧？

6. 写下你对自己的认识。如果你依然在用与自己小时候同样的解决问题的技巧，不必担心。在这一阶段，觉察才是关键。改变会在以后发生。

下面是三个人如何让他们的内在孩童掌控全局的故事。由于没有发现儿时的信念或注意到自己的无效行为，他们无法做出改变，也无法感受到自己对于生活的力量感或掌控感。他们在等着别人改变，或者去找一个能为其"化学物质失衡"开药的治疗师。

吉米对他的上司很生气，对方似乎并不欣赏吉米的工作或努力。吉米工作很努力，而且当他的上司对他的工作什么也不说的时候，他会更加努力，并且工作更长时间。当上司似乎注意不到这一点的时候，吉米会向他的朋友抱怨，但之后会工作更长的时间。自然，这并没有解决问题。

小时候，当吉米在学习方面有不理解的地方并且希望得到老师的帮助时，他不是直接问老师——他发现这样做很尴尬——而是在学习上投入更多时间，然后抱怨没有人帮助他。他在五岁时下意识中的决定是，其他人都帮不上忙，他因而只能不得不更加努力学习。长大后的吉米不仅没有意识到自己小时候的决定，而且也没有更新他在五岁时做出的这个决定，尽管他现在已经是个成年人了，所以，他在四十岁的时候依然用着五岁时的逻辑来解决问题。

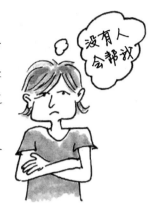

没有人会帮我

妮基希望自己被选中在学校的复活节派对上扮演复活节兔子。她认为穿着带有可爱的长耳朵和毛绒绒的尾巴的服装，给每个人派发装在色彩鲜艳的复活节篮子里的糖果，会非常好玩。在孩子们志愿认领派对工作的那一天，妮基得了流感，待在家里。当她回到学校看见被选中在派对上担任各项工作的孩子们的名单时，她看到别人已经被指派了扮演复活节兔子。妮基坐在她的椅子上，哭得特别厉害，以至于老师把她送到了医务室。妮基感到既尴尬又伤心，她告诉护士说她感觉不舒服，并且想回家。

她的父母把她接回了家。她假装生病，在家里待了几天。终于，她的父母把她送回了学校，始终不知道他们的女儿到底在为什么事情苦恼。妮基放不下自己的怨恨，并且拒绝在复活节派对上开心地玩耍。成年之后，当遇到困难的时候，妮基都会因为"生病"而不上班、不上课或者不见朋友。然后，她会等着别人解决问题，并且让她感觉好起来，尽管没有人知道她到底是怎么回事。妮基认为每个人都应该知道她到底为什么苦恼并为此做些什么。

贝拉是家里三个孩子当中年龄最小的。她想自己说了算，可是，她的哥哥吉安比她大 5 岁，并且不打算放弃自己作为老大的位置。贝拉很快就发现，如果她哭、大吵大闹并且尖叫，爸爸或妈妈就会跑过来责骂、说教或惩罚吉安，谴责他虐待小妹妹。吉安会被带回到自己的房间里，留下贝拉和姐姐在一起，姐姐是家中的老二，比贝拉大一岁。这个排行中间的姐姐是个宽以待人的孩子，当有别人发号施令时，她很开心，所以，她让贝拉尽情地指使她。当只有她们两个在一起的时候，她们会平静地玩耍。长大之后，贝拉经营着自己的公司，她很强势，并且很成功。但是，当不得不和其他也喜欢掌控局面的人密切合作时，她就会使出小时候的技能，让别人陷入麻烦并使"竞争者"遭受打击或消失。她经常抱怨自己没有多少朋友，而且还因为必须每件事情都亲力亲为而感到不堪重负。她没有意识到自己需要用更尊重的相处方式来取代她五岁时的技能。

像吉米、妮基或贝拉一样，如果生活与你的期望不符，你会感觉到压力。你对"生活应该什么样"的想法与"生活现实什么样"之间的差距越大，压力也就越大。你的压力越大，你就越可能依赖于你的内在孩童所做出的决定以及你儿时所熟练但没有随着年龄的增长而更新的行为。在本书中，你会读到很多这方面的事情。

重新养育你的内在孩童

你现在有一个机会，重新养育你的内在孩童。这本书就是关于如何选择有意识地掌控你的人生的，是关于成为你自己的鼓励咨询师，在增强技能并关注解决方案的同时，重新养育、教育、训练并调整你自己。

在阅读本书的过程中，你会注意到，我们的关注点不同于现在的很多自我帮助模式。我们不是帮助你寻找造成问题的原因、环境、某个人或某种生理失调。相反，我们是帮助你认识到问题最初是如何在你的人际关系的特征中生根的，包括对你来说最重要的一种关系——你和自己之间的关系。

行动计划——鼓励的语言

对于很多人来说，觉察就已经足以带来改变了。对于其他人而言，有一份具体的"行动"计划则更有帮助。如果你属于后者，请完成下面活动以及本书中接下来所有的行动计划。

1. 想一个从 1 到 18 之间的数字。

2. 想想你在那个数字那么大年龄的时候。现在，集中注意力想想你在那个年龄时的一次经历，并回忆当时发生的事情。（如果你想不起具体的回忆，你可以编一个故事。）

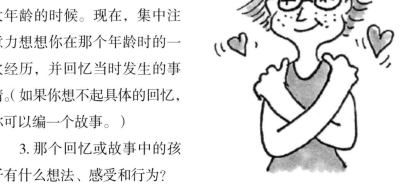

3. 那个回忆或故事中的孩子有什么想法、感受和行为？

4. 假设那个孩子（是的，你的内在孩童）正和你一起坐在沙发上。你能对那个孩子说一些成年人的鼓励话语吗？你会说些什么？这能帮助你的内在孩童更新处理各种情形的技能。

5. 把你告诉你的内在孩童的那些鼓励的话语写下来，并且，在本周的某个真实情形中，当你从自己的这种经验之谈中受益时，把这些鼓励的话语说给你自己。

里克做了这个活动，他选择的数字是 9。他的回忆是在一个野餐的地方，一个 9 岁的男孩正在黑暗中四处奔跑，享受着一生中最快乐的时光。他有着无限的精力。在记忆中的那个时刻，他在想："这真是太好玩了，我有着这么多的精力，感觉我好像可以像风一样跑。我简直就是在地上飞。"他感觉既得意又兴奋，就好像他有使不完的精力，可以一直奔跑而不会感到疲倦或气喘吁吁。他当时的行为是不停地奔跑。当他想象他的内在孩童和他一起坐在沙发上时，他对这个孩子说："你真的喜欢自己到处奔跑并且无拘无束，对吗？那一定特别好玩。"

在接下来的那个星期，里克看着自己那长达 25 页的任务清单，感到了疲惫和不堪重负。他想起了这个练习，并把他写下来的那句话大声说了出来："你真的喜欢自己到处奔跑并且无拘无束，对吗？那一定特别好玩。"他很奇怪这怎么会对他有帮助。他对自己说："当我感到不堪重负时，我会变得易怒并失去活力。"

他认识到，这个回忆关乎他期望生活可以是什么样以及他认为生活应该是什么样。然后，他反思到："但这才是我现在的状态。"这使他意识到自己可以退后一步，正确地看待自己目前的处境，考虑自己的整体生活质量和幸福。这导致他认为："这只是工作而已；这只是一份工作；这不是我，也不是我的全部生活。我可以放松下来，出去散散步，去健身房，还可以吃一些巧克力！"他感觉好了很多。

静下来，花点时间——让自己做一个学习者

你在家或学校或许没有学过如何改变自己的生活。作为一个成年人，你或许从未接触过这方面的信息。在我们的社会里，人们总是在寻求快速解决之道。其实，没有快速解决之道——没有哪一种方法能够立刻改变所有的事情。相反，你可以努力对你的生活质量如何依赖于你在所有人际关系中的健康和满意程度获得深入理解——甚至包括你和自己的关系。

你是一个复杂的个体，你的个性是在很多年里逐渐形成的。

改变是一个过程。本书会帮助你开启一个有助于你改变自己的人生和人际关系的赋予你自己力量的模式。你需要的只是相信这个过程，并按照自己的步伐，每次前进一小步。到你完成这一过程的时候，你将掌握自己人生的方向盘。（你的内在孩童则会恰如其分地坐在乘客的座位上，哈！）

据我们所知，没有哪个人在去见心理治疗师时会说："我感觉好极了。我的人生很完美。我只是来看看。"改变不会发生在一切顺利的时候。当人们对现状、自己的感受或者其他人的行为不满意时，他们才会寻求改变。

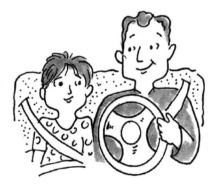

在你读这本书的过程中，你将在改变的过程中艰难跋涉。不要陷入下面影响改变的五大障碍的泥潭。它们都会令你分心，拖住你前行的脚步。

影响改变的五大障碍

1. 寻求改变别人的方法；

2. 进行诊断和相应的药物治疗，寻找灵丹妙药；

3. 继续做以前就从来不管用的事情，认为如果你坚持足够长时间就会见效；

4. 将自己与别人比较；

5. 为那些你压根没有的问题而担忧。

为了改变你的人生，你必须愿意做改变自己的事情。你不是必须让自己以后的人生都活在自己是个受害者和无能为力的感觉中。改变自己，在一开始就会创造奇迹——每个人都会做得更好并感觉更好——你也不例外。你生命中所有的人，包括你自己，都将感觉到希望并且不再那么灰心。你还记得自己在幼儿园的时候吗？你那时刚刚开始，没有什么预期。我们希望你现在对改变自己能抱有同样的态度。你正站在自己应该在的地方：起点。要让自己做一个新手和学习者，一步步地展开自己的成长。要提醒自己，现在的你就很好，而且你的自我价值并不依赖于你能否完美地或迅速地改变。要放下压力。尊重自己在人生改变之旅上的步伐和风格。

觉察活动——我开始改变的最佳方式是什么？

想一想你在生活中已经改变的一件事情，并把它写下来。然后，读一读你所写的内容，看看你能否辨别出这个改变是首先始于你的想法、感受还是行为的变化。要注意这其中某一方面的改变是如何影响其他方面改变的。自己做笔记，写下你是如何做出改变的以及什么方式对你来说效果最好。

苏菲写下的是她之前感觉受到一个同事的威胁和欺负。然而，最近，她感觉对那个同事友好了很多，并且更喜欢和她相处了。这是怎么回事呢？在考虑这个问题时，她想到了自己将关注点从希望自己的同事改变，变为思考她自己可以采取什么不同做法的那个时刻。她认识到自己总是以辩解的方式回应，而且，她不喜欢那样。她决定自己要用好奇心取代辩解。尽管她不是每次都能成功，但她认识到自己正在进步。通过首先改变自己的想法，苏菲就能改变自己的行为了，能注意到自己辩解的时候，并重新表现出更多的好奇心。她喜欢这种感觉，并且非常渴望将这一新行为坚持下去。

想法、感受和行为是相互联系在一起的。其中任一方面的改变都会带来其他方面的变化；疗愈就是这么发生的。当你改变自己的行为时，你对自己的想法也会改变。当你感觉更好时，你会做得更好。如果你发现自己因为改变发生的不够快而感到沮丧，要提醒自己，在心理治疗中，改变是一个过程，而非终点。这里没有终点线，所以，你的选择在于如何进行这个旅程。我们建议你小步前进，鼓励自己，并为自己作出的努力而高兴。这比你等着周围的世界改变，结果会更好。

无论你的改变风格是什么，在某个时刻，你都需要在现实生活中尝试你的新技能。要花时间实施并练习你在本书中看到的建议。任何事情都是熟能生巧——我们觉得怎么强调都不为过。

觉察活动——变还是不变？问问我的拇指吧！

试一下这个简单的实验，看看对你而言改变有多么难以及日常练习有多么重要。双手十指交叉握紧，看一看哪只手的大拇指在上面。接下来，把双手分开，重新十指交叉握紧，将另一只手的大拇指放在上面。保持这个姿势一分钟，注意你身体的感觉。

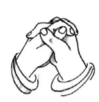

你有不舒服的感觉吗？你想回到自己熟悉的第一种姿势吗？当你刚开始按照本书中的建议去做时，你可能会有同样的不适感以及回到自己熟悉的方式倾向。不要担心。这只不过是你的脑脉冲以及根深蒂固的模式在努力捕捉你的新愿望。

行动计划——拇指朝上？拇指朝下？

你可以通过每天交换十指交叉的方式十几次，将上述实验转变成一个行动计划。这样做不仅能提醒你想到改变所需要付出的努力，还能帮助你看到任何事情都是熟能生巧的。

罗伯特的故事是说明按照自己的步调做出改变是什么样的一个好例子。他很为自己在社交场合会感到局促不安并且不敢说话而痛苦。他越感到害羞和焦虑，就越沉默。当他终于开口说话时，他会结结巴巴，费力地寻找合适的字眼，直到每个人似乎都对交谈失去兴趣。他确信，当别人打断他的话、改变话题或者走开去取点心时，就是因为他们对他感到厌倦了。罗伯特希望自己能够轻松融入到社交场合。毕竟，大家希望他能出席定期举办的员工聚会。

当罗伯特开始关注自己的内在想法时，他发现自己在想他在社交场合中不像别人那样有能力，而这使他感到很焦虑。他能够看到他是在把自己和别人作比较，并且因为他认为自己比不上别人而破坏了自己的兴致。他的信念是，其他人都很自信，只有他很焦虑。他从来没想过别人也许像他一样不安，或者别人处理不安的方式与他的不同。由于他从来没有检验过自己的认知，所以他得到的建议和忠告都来自于他自己。这种自欺使他陷入了错误的思维模式中。

罗伯特决定采取行动并检验他的信念，而不是在头脑里反复思考。有一天，他向自己的手球搭档泰德求助，他们是同事，他看到泰德在公司聚会上很善于攀谈。罗伯特问泰德是如何做到始终保持轻松自如的。泰德大笑起来。他说他和妻子刚才还在谈这个话题。泰德的妻子早就发现，当泰德在聚会上紧张和害羞的时候，他就会喋喋不休地说起来没完。同时，当泰德的妻子焦虑的时候，她就会待在自助餐桌旁边，整晚不停地吃东西，她在家从来不会这么做。

罗伯特震惊地得知了那些看似毫不焦虑的人有时会像他一样局促不安。一旦他认识到并非每个人都像表面上看起来那样自信，罗伯特感觉平静多了。他看到了自己错误地认为那些人的行为是因他说或做什么导致的，而其实也许只是出于他们自己的不安而已。

泰德进一步帮助了罗伯特，告诉了他一些自己在这些年里学到的能够更好地应对社交场合的技巧。比如，他解释说，如果他发现自己就要开始喋喋不休的时候，他会提醒自己集中注意力，并对别人要说的话产生兴趣。然后，他可以抱着好奇的态度提一些问题。泰德解释说，大多数人都真的喜欢谈论他们自己。当他记住让别人有机会表达他们自己时，他通常会感到更放松，交谈会进行得更加自然。而且，他是真心地对别人的想法和感受感兴趣，而不再担心别人怎么看待他。

罗伯特将泰德说的这些"秘密"记在了心里，在致力于他自己的改变的过程中，他感觉更受鼓舞了。他无法在一夜之间改变自己的社交生活。（记住你的大拇指！）改变不是这样发生的，无论对于罗伯特还是其他任何人都如此。改变是一个持续的过程。

改变可能会很难

改变，往往是进两步，退一步。可以从学习一门新语言、新体育运动或者乐器的角度来考虑一下改变。一开始，你觉得笨拙和不自在，而且很难看到任何进步。之后，你可能会看到自己的进步，但你仍然需要全神贯注于自己的每一个动作。只有在经历大量的练习之后，新的技能才会显得自然起来。

如果你像大多数人一样，你可能会想，你不得不这么辛苦地做出改变是不公平的。只有人类才会想让其他人先改变。当涉及到切实做一些有建设性的事情让我们的生活变得更好时，我们都会拖延。有人将不想改变称为"抗拒"，但我们更喜欢称之为"人的本性"。旧的习惯和思维模式是很难被打破的。

成年人和孩子之间的一个区别是，孩子们是科学的。他们会尝试一件事情，而如果这件事情不管用，他们会尝试别的事情。另一方面，成年人在尝试了一件事情之后，如果不管用，他们会一次又一次地重复同样的事情，期望得到一个不同的结果。如果一个成年人试图改变另外一个人，他或她甚至会给对方上一小堂历史课，说："如果我再告诉你一遍，我就告诉你一千遍了！"
或者"我需要教你多少次……？"成年人不仅在重复无效的模式
方面有着多年的实践经验，而且，通过保持原有的状态，他们或
许能得到很多，就像唐一样。

唐在自己家里是一个大家都知
道从来不吃蔬菜或水果的孩子。他
因为拒绝吃某些东西而得到了大量
的关注，很快，他"禁食"的食物
清单就变得越来越长。最终，他的
家人都称他为"全世界最挑食的人"。
唐不打算轻易放弃这个头衔——因
为，无论如何，这让他觉得自己很特别、很重要。他说，当他离
家去上大学，并且没有人在意他是否吃了饭或者吃的是什么时，
尝试新食物对他来说就变得很容易了。然而，在家里打破旧习惯
实在是太难了。他的家人已经习惯了取笑他的饮食习惯，以至于
在唐有了改变之后，他们还继续这么做。

你的改变影响着每个人

仅仅因为你决定自己想改变，并不意味着你身边的人会对你
不同以往的行为感到舒服。他们可能会尽力让你恢复原来的行为，
以减轻他们自己的不安或恐惧。他们甚至可能通过批评你，在你
背后结成同盟，或者通过情感勒索、情感虐待或威胁，使你的改
变更困难。有时候，你也许想回到老样子会更轻松，因为别人不
高兴或者他们改变得不够快。当你身边的人因为你的改变而在与

你相处时变得不安时，你要坚持住。仅仅因为你在改变，并不意味着别人对此都会高兴或者都愿意改变。你唯一能改变的人是你自己。你越坚持改善你的技能和态度，你最终就越能赢得他人的接纳以及他们的积极改变。

在唐的例子，他提醒自己，做出改变，并不会让他始终感觉很舒服，尤其是涉及到在家里采取与以往不同的行为时。但是，他让自己坚持下去，即便受到了各种批评。他庆幸自己在练习新的想法、感受和行为。他认识到，他可以通过在家里试验自己的新行为之前先在外面进行练习，让自己变得更坚强。最终，他的家人一旦认识到从唐那里得不到"回报"，便停止了取笑他，并且调整了他们的预期。

觉察活动——儿时的标签

你小时候被贴过哪些标签？把它们写下来。这些标签如何塑造了你的生活？也写下来。它们是帮助你做得更好，还是阻止了你前行？写下放弃其中的某个标签对你来说意味着什么。根据你的想象猜一猜，面对这一变化，你身边的其他人会如何应对？

玛格丽特的开始改变与唐不同。玛格丽特因为自己的性取向挣扎了很多年，经过大量心灵探索、治疗和试验之后，她意识到自己是一名女同性恋。对她而言，这既是一种解脱，又是一个障碍。她开始与女性约会，并且对自己的感觉比前些年好了。同时，她越来越担心跟自己的父母怎么说，她肯定父母由于宗教信仰永远不会接受她的性取向。

在父亲活着的时候，玛格丽特始终无法告诉他真相。在父亲去世一年后，她决定是时候对母亲坦白了。玛格丽特讨厌欺骗，这使她觉得与家人很疏远，而且，她希望把母亲介绍给自己相处将近一年的伴侣艾丽西娅认识。她已经习惯了保护母亲免受这件事的伤害，或者为了保持和睦而假装按照父母希望的去做。然而，在努力做到了对自己的性取向坦率而真诚之后，她再也不能容忍虚假和谎言了。

在一次痛彻心扉的谈话中，玛格丽特把自己的同性恋身份以及她的伴侣告诉了母亲。虽然玛格丽特知道这会很难，但她对母亲的反应还是没有做好准备。她本认为她们之间能进行一次谈话，但是，她的母亲引用了《圣经》中关于同性恋的罪恶的内容，并坚持要求玛格丽特摆脱这种状况。

玛格丽特没有试图说服母亲改变主意，也没有退回到她原来的顺从或偷偷摸摸的做事方式，相反，她说："妈妈，我爱你，我知道这个消息非常令人震惊。我并不期望你理解或接受我所说的这件事，尤其是它来得这么突然。但是，我想让你知道，尽管我不会改变我的性取向，但我们谈这件事以及你对此的感受的大门永远是敞开的。我希望我们能够继续做朋友并且能相处。"

她的母亲想了一会儿，然后说："我确实需要一些时间。不要带你的朋友来参加我下周的生日派对。这对我来说太快了。我爱你，我很想和你保持亲近，但我不确定自己该怎么做。让我想一想。"

学会小步前进

玛格丽特理解，仅仅因为她改变了，并不意味着她身边的每个人也会改变。她抗拒住了想太远的未来、抱有不切实际的目标，或过于依赖于某一特定的最终结果。她知道这些陷阱会使她的改变很难。然而，她知道，如果她想与母亲保持良好的关系，她就必须采取一些步骤。

我们发现，人们通常对改变如何发生抱有不切实际的期望。他们会放弃，因为他们认为需要的时间太长或者需要太多的努力。他们不知道事情在变好之前往往会变得更糟，不知道在遇到困难的时候不应该放弃。

我们相信，当你遵循本书中的建议时，改变就会发生，即便它们刚开始会显得不自然并且很笨拙。最终，当你回头看时，你会认识到，起初感觉不自在的事情已经变成了你的新行为或新技能，它已经成为你的一部分并且你已经适应了你独特的个性和风格。生活是一个过程，而且没有终点线。正是你如何生活，而不是你取得了什么成就，才能让你平和、健康和幸福。

行动计划——我的改变步骤

1. 写下你准备改变的一件事。

2. 想一想你可以迈出的最小的一步。或许，这可能是告诉一个朋友你准备做一个改变。或许，这可能是给你自己一个便条，并把它贴在浴室的镜子上。或许，这可以是把你打算做出这个改变的想法告诉一个其看法对你来说很重要的人。

3. 想出两个可能会阻止你改变的"是啊，但是"。尽管人类的本性会让你在改变的过程中前进一步后退几步，但"是啊，但是"是你说服自己停止前进的方式。

4. 将顾虑抛诸脑后，迈出一小步！

放弃寻找快速解决之道

推迟改变的另一种方式，是寻找快速解决之道——一种能够改变一切的方法。现在，比较普遍的一些快速解决办法是药物治疗，比如抗抑郁剂、镇静剂、安眠药，等等。这类短期的解决方法也许会让你很快就感觉更好，但是这不仅会有产生副作用和形成依赖的风险，而且很可能会掩盖而不是解决你的真正问题。

如果起初让你警觉到自己需要做出改变的那些感觉被麻木了，并且你失去了致力于与自己和他人的更健康的关系的动力，你最终的感受可能会比原来更糟糕。要当心那些承诺有神奇疗效的方法。如今，很多医护人员一听到病人说"我抑郁"或"我感到焦虑"，不经过很多交谈，就会立刻拿出他们的处方本。

抑郁，就像焦虑一样，只是人类很多感受中的一种——从令人愉悦的，到令人不舒服的，甚至是你宁愿彻底摆脱的令人极度苦恼的。正如你的身体的其他痛苦一样，抑郁的感受是在向你表明要注意到需要做出某种改变。但是，抑郁也可能是一系列变得让你无法正常生活的想法、感受和行为的结果。无论是哪一种情况，无需使用药物，你就可以通过本书中的方法来管理你的人生以及你需要做出的那些改变。

觉察活动——解开抑郁的毛团

你经常说"我很抑郁"吗？你身边有人经常说"我很抑郁"吗？这种想法的正常推演就是你或那个人患了一种只能通过药物治疗的疾病。如果你这么说过，就告诉你自己，抑郁是一个"感受的毛团"。是的，你没有看错——一个感受的毛团，就像猫咪吐出的那种。想象一下这个毛团，或者把它画出来。

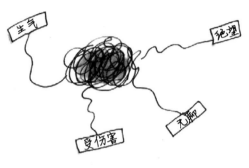

现在，想象你正在拉这个毛团的每根线头，给每根线头一个描述感受的名称。这里列出了一些常见的感受：生气、绝望、无助、伤心、烦恼、沮丧、无聊、孤独、孤立和没有动力。如果你需要更多帮助来描述你的感受，请使用下页的感受脸谱。

想一想当你听到"抑郁"这个词，而不是感受脸谱中的其他词时，你的感觉会有怎样的不同。"抑郁"会让你去看医生。这些关于感受的词则给予你希望，让你相信自己确实可以做一些有建设性的事情，尤其是如果你小步前进的话。

最终，当你下一次听到"抑郁"这个词从你嘴里说出来的时候，看看你是否能说："我的意思是生气"（或者绝望、无聊、不知所措，等等），并且注意你的感受所带来的小小变化。

我们的一位来访者表达了很多人可能会有的想法："我的医生告诉我这是'临床抑郁症'，是一种疾病。有一天，它不知从哪儿就嗵一声冒了出来，我就起不了床啦。最终，我确实发现这与我成长过程中的问题有很大关系。但是，如果不使用药物，我不知道自己如何能够好转。"后来，她开始相信，如果她能够早一点得到帮助来探究她潜在的问题，她可能就不会经受这种突然发作了。

感受脸谱

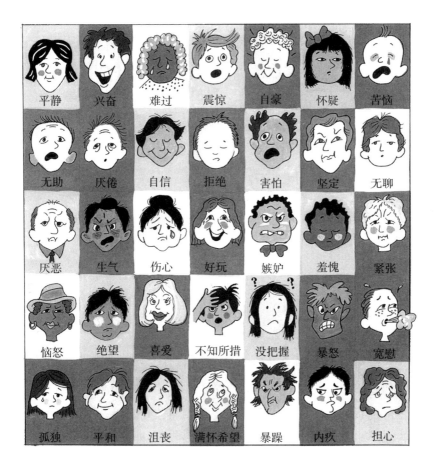

平静	兴奋	难过	震惊	自豪	怀疑	苦恼
无助	厌倦	自信	拒绝	害怕	坚定	无聊
厌恶	生气	伤心	好玩	嫉妒	羞愧	紧张
恼怒	绝望	喜爱	不知所措	没把握	暴怒	宽慰
孤独	平和	沮丧	满怀希望	暴躁	内疚	担心

　　或许，你已经在服用某种治疗抑郁的药物了，而且不敢停用。毕竟，这是医生给你开的药。如果你正在服用抗抑郁剂，我们鼓励你努力解决造成你目前状况的深层次问题，并在增强你的人际关系技能的同时戒掉药物（在医生的照料下）。有很多医生会支持你的这种选择，并且帮助你安全地摆脱药物。

　　通过不使用任何药物的方法，我们已经帮助了很多人，他们在一开始都曾经被诊断为患有某种需要接受传统药物治疗的疾病。然而，我们确实有一些来访者相信在心理治疗的同时服用药物对他们来说是最好的方式。我们知道，这本书的读者中有一些人会拒绝改变自己需要药物治疗的想法。我们相信，从根本上来说，你是最了解你自己的人。我们的职责是给你提供更多的选择，并帮助你看到改变的其他途径，以便你能自己帮助自己。无论你是否选择服用药物，我们知道你都可以从本书中得到让你的生活更加美好的建议。我们希望帮助你将药物治疗当作过渡措施，而不是一种终身习惯。

像我们的来访者那样做

为了培养新习惯，我们鼓励我们的来访者安排专门的练习时间。他们通过约见朋友来巩固自己开启新生活的决心。我们建议他们把要做的事情记录在日历上。

我们的有些来访者发现，假装他们有一只能造成自己希望的生活画面的魔法棒是有帮助的。然后，我们会提醒他们记住"假装拥有，直到真正拥有"的策略，要像他们的生活已经发生了改变那样去行事。由于心中已经有了这个参考框架，想象自己应该有什么样的行为，或者想象自己如何表现才能让别人以他们希望的那样行事，就只是一小步了。

要记住，改变是需要时间的，以确保你不轻易放弃。我们要求我们的来访者每天都尝试一件事，持续一周，或两周，或三周，以帮助改变某种模式。有些来访者发现，一种有帮助的办法是把改变想象成打棒球：当他们在最困难想放弃时，他们就想象自己不停地在各垒之间奔跑，而不是停在一垒。如果依然很困难，有些来访者会聘请一个生活教练，或让一位朋友作为啦啦队长鼓励他们坚持下去。如果你是一名鼓励咨询师，你也可以成为这种有帮助的人之一。

你或你们的来访者也可以参与一些提供不使用任何药物帮助人们成长并健康的心理治疗、教育项目以及康复小组。对于作出改变来说，这都能成为极大的财富。通过接触并坦诚地面对新的人、场所和情形，你就能让自己试验不同的思考、感受和行为方式。

去做吧。有些时候，做出改变的最佳方式正是停止思考、谈论、计划和分析——并放手去做。决定好你要迈出的第一步，并开始去做。每前进一步，你的视角都会发生变化，这样你就知道在每一步之后的下一步需要如何做。行动本身就能给你反馈，让你知道下一步该怎么做。

有勇气失败，并且再次尝试

如果你不再信任自己并相信自己无法改变，你就是丧失了勇气。勇气就是知道你可以犯错，而且犯错并不是世界的末日。勇气意味着再次尝试没关系，并且要一次又一次地尝试！如果你已经尝试了100次，但结果还是一样，你可能需要再多试一次——第101次也许就会很成功。改变你一生的模式和态度，需要极大的勇气——以及幽默感。当你犯了一个错误的时候（如果你是人，就一定会犯错），重要的是你从中学到了什么，以及如何对待这次教训。保持韧性是很有帮助的，而在跌倒时能爬起来并再试一次，就是韧性。

要达到真正的改变，你要允许自己犯很多错误。错误是学习和成长的机会。大多数人都试图掩盖自己的错误或避免犯错误。你对于犯错误是什么感觉？当你还是个孩子的时候，如果你犯了一个错误，会发生什么？当你身边的人犯错误的时候，你如何对待他们？

如果你观察一个婴儿学走路，你会看到这个小婴儿一再跌倒，但他会站起来再次尝试。你是像这个婴儿一样，还是过着"安全"的生活，因为自己可能会犯错而动弹不得呢？我们称之为"安全而停滞！"我们鼓励你给自己犯错误的机会，并一而再、再而三地尝试，以便改变成为你人生的一部分。

勇气是你能通过按照本书中的建议一小步一小步地建立起来的，这样你就能够再次向前迈进并对自己充满信心。在某个时刻，我们所有人都需要勇气来面对一个最大的改变：我们都不得不成长。也许，你认为随着你的年龄再大一点，一切事情都会自动地各就各位。但是，年龄的增长与成长不是一回事。你需要主动地参与到让你的生活更幸福和健康的事情中去。开始改变和成长永远都不会太晚，有一份蓝图做起来就容易得多了。

第 *2* 周

你怎样成为了你

先天？后天？都不是！

　　我们要告诉你一个很少有人知道的秘密：对你的个性影响最大的，既非先天的遗传，也不是后天的养育。"什么？"，你会说，"这不可能。我一直在关注这场由来已久的争论：是我们的基因遗传，还是童年时期的成长环境对我们的个性影响最大。谁都知道要么是先天因素，要么是后天因素。"我们在这里要告诉你，这两者都很重要，而对于你之所以成为你影响最大的，是你从出生起就开始做着的潜意识的决定。这是你的核心信念，你的"个人逻辑"，它们以一种独特的方式塑造着你的个性。你的遗传和环境都影响着——但不是造成——你的潜意识的决定。下面的公式解释了你的个性是如何形成的：

> 遗传（先天）+ 环境（后天）
>
> + 潜意识的决定（创造性的解释）
>
> = 个性

遗传包括你的基因。环境包括你出生之后面对的家庭特点：你的父母，他们的价值观，他们的养育风格，他们相互之间的关系，你所处的物质和社会环境，你的兄弟姐妹以及你的出生排行。在你与你所处的世界以及其中的人互动，寻求归属感和特殊性（独特性）的过程中，你对"自己是谁"做出了很多创造性解释。这些童年时期形成的信念已经引领你取得了成功，而它们可能也给你造成了很多问题。

本周，你将审视这些因素如何影响着你成为了现在的你。由于兄弟姐妹的影响非常重要，我们将在下周专门讨论。

除了诸如空气、食物和睡眠等生理需求以外，人类最基本的两大需求就是归属感和价值感。本周我们将详细阐述你小时候是如何寻找归属感和价值感的，以及你现在是如何继续满足人类的这两大需求的。

写下来

你会注意到，我们在这一章问了大量问题，以帮助你对你怎样成为了你形成认知。这是非常适合你打开电脑文档或者拿出你的记录本，并回答接下来的每个觉察活动中的问题的时刻。写下你的回答，有助于你更多地了解你自己，并认识人际关系中的自己。作为一名鼓励咨询师，你可以通过带领来访者完成后续活动，帮助他们理解他们的个性是如何形成的。

父母的影响

作为一个孩子，当你首次登上你的人生剧场的舞台时，你就立刻开始做出关于你自己、他人、生活，以及如何做才能获得归属感的决定。你的父母创造了这个剧场——即这些决定的背景。

当我们使用"父母"一词时，我们指的是为你提供主要看护的成年人，无论他们是你的亲生父母、继父母、祖父母、外祖父母、保姆，还是其他人。他们是负责制作的导演，提供了

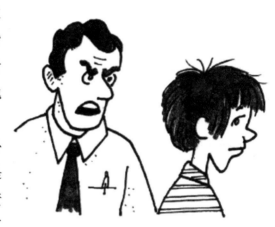

前面公式中的环境（后天）部分。他们确立了家庭的环境和氛围。他们传递着自己的价值观，而你以此为基础形成自己对于人应该和不应该怎么做的决定。他们养育和管教你的方式，影响着（但并非决定了）你形成中的全部信念——关于你自己、他人、生活以及你自己的行为。他们通过生育、收养或婚姻为你带来兄弟姐妹。我们将逐一审视这些环境因素的影响，以帮助你更好地理解你自己。

觉察活动——父母的养育风格有哪些影响？

你的父母接纳你吗？他们娇纵你吗？他们为激励你而采用身

体惩罚或情感虐待吗？他们忽视你吗？他们偏心吗？你对他们养育你的方式做出了哪些决定？

苏珊是农村的一个大家庭长大的。家里的孩子们要在破晓时分起床并帮忙做家务，还要照顾弟弟妹妹。如果哪个孩子没能完成指定的家务，父母中的一方就会拿着皮带追赶他们，威胁要打他们屁股，而另一位父母会在一旁惊恐地看着。苏珊决定按照大人的期望去做，不惹麻烦。她努力不犯错误，但有时也会出错。为了避免挨打，她决定要么掩藏自己的错误，要么把责任推给兄弟姐妹。

环境的作用

在你的人生戏剧中，当你登上舞台时，是什么场景？那里有很多人并且很嘈杂吗？你是在一个安静的乡村长大的吗？你的家人或者邻居说的是何种语言？是什么习俗？那里有湖泊、河流、山川、平原、海洋和沙丘，还是混凝土？你身处的物理环境会让你做出不同的决定。如果你在一个大城市的高楼里长大，你的世界观或许不同于一个在小村庄或农业社区长大的人。

雪莉是在一个位于五大湖地区湖岸上的中西部小镇的路德教社区长大的。她的家是附近唯一的犹太家庭，镇上的孩子们经常取笑她。雪莉不知道孩子们为什么取笑她；她认为他们是自己的朋友。雪莉认定："一定是我有什么问题，而我自己还不知道。我不喜欢被取笑。这让人很伤心。我要努力做到更像其他人，希望这会有用。我要假装自己不是犹太人。"雪莉的世界观与一个在大都市的以犹太人为主的社区长大的犹太人孩子会有多么不同！雪莉对于自己无法与人融洽相处的信念，部分地受到了她童年时期成长环境的影响。

觉察活动——你童年时期的环境对你的影响是什么？

想一想你出生时以及幼年时所在的社区和环境。在那种环境中成长对于今天的你有什么影响？你基于自己的成长环境做出了哪些创造性的解释（决定）？

家庭氛围的影响

在你出生之前，舞台就已经搭建好了。如果有人要描述你童年时期的家庭氛围，他们会怎么说？是愉快而幸福的？还是阴郁而争吵不断的？是井然有序的，还是杂乱无章的？是恐怖的还是安全的？是温暖而友好的，还是冷漠而无趣的？这对你的感受、期待和信念都有着深远的影响。你的家庭氛围，是由你的父母通过他们之间的相处方式、他们养育你的方式、他们是什么样的人以及他们如何持家并组织家庭而造就的。

觉察活动——你的家庭氛围对你的影响是什么？

写下来你如何描述自己成长的家庭的氛围。在那种氛围中长大对于今天的你有哪些影响？你对生活、他人和你自己做出的哪些决定至今依然伴随着你？

在凯文的家里，每天晚上都会出现暴力。盘子被砸在墙上，银器从厨房飞出来。凯文和妹妹乔伊斯会寻找一切可能的地方藏身。他们的父母不停地喝酒，随之而来的是大声的喊叫。夜晚常常以凯文的父亲动手打他的母亲收场，然后母亲会在沙发上抽泣着入睡。第二天清晨，他们又表现得仿佛什么事情都没发生过。

凯文没有意识到的是，他正在形成一些关于男女关系的核心信念——他的个人逻辑。在他长大之后，这些信念会令他陷入困境。他认定男人应当解决冲突，并在必要的时候动用身体力量。他相信，如果家里的情形失控，就需要由他来作为执法者，就像他的父亲那样。

有一天，乔伊斯去凯文的房间借剪刀和胶水。当凯文对乔伊斯出言不逊时，乔伊斯骂了他。很快，他们的口舌之争升级为肢体冲突。凯文拿起他的玩具卡车扔向乔伊斯，一下子打在了她的头上，当看到乔伊斯流着血尖叫着过来时，他们的母亲吓坏了。凯文和乔伊斯小时候的世界就是如此的混乱而暴躁，一直延续到他们成人以后。其结果并不令人意外：凯文最终进入了一个男性暴力预防小组，而乔伊斯则多年遭受丈夫的虐待。

父母的价值观的影响

你的人生戏剧是喜剧还是悲剧？故事的剧情或主题是什么？在所有家庭中，都有一些对于父母双方来说都很重要的事情和话题，我们称之为"家庭价值观"。如果你成长于单亲家庭，或许你的很多价值观会来自你的祖父母或外祖父母，或者其他帮忙照顾你的人。无论这些在你生命中很重要的成年人的价值观是否一致，你和你的兄弟姐妹都会以这种或那种方式吸收到他们的信息。

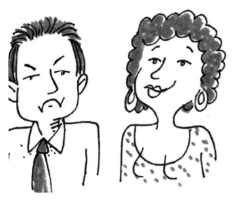

每个家庭都有价值观，但并非所有家庭的价值观都相同。或许你会听到这样的话："工作第一，玩乐第二"、"健身很重要"、"要帮助不那么幸运的人"，或者"不要说，不要告诉，不要分享"。

你的父母对这些以及其他问题的态度影响着你小时候成千上万次与家人之间的互动。你每天都会接触到这些主题。最终，你要么会接受这些信息，要么会拒绝。孩子们很少会对家庭价值观保持中立，因此，你的决定就变成了在你的潜意识信念系统中指导你的人生的"应该"："人们应该接受良好的教育"、"人们应该确保自己能自食其力"、"人们应该把别人的需要放在自己的之前"、"人不应该物质至上"，或者"人永远不应该和陌生人讨论自己家里的事"。

觉察活动——你的家庭价值观带来了哪些影响？

你有哪些家庭价值观？你的家庭对疾病、金钱、成就、工作、酒精和毒品、性问题、男性和女性的角色，或上面提到的任何事情的价值观是什么？把这些写下来。

在丹妮丝的家里，父母双方都认为要成为一个有价值的人，就必须接受良好的教育。尽管两人谁也没有说过这样的话，但他们都非常着迷于自己的孩子们在学校的课题，出席学校的每一个活动，而且在孩子们没有为取得好成绩而努力学习时，就会不高兴。

从一开始，丹妮丝的哥哥马克的成绩就不好。每天晚上，马克和父亲都会因为作业问题而争吵。父亲希望马克在交作业之前能做得完美。然而，马克似乎不在乎家庭作业，并且不理解自己应该怎么做。尽管他勉强高中毕业了，但他发誓再也不踏进教室半步。

作为一名在建筑业工作的年轻人，马克成了一名很有天赋的技工，他注重细节，并且只有在完美地做一个项目时才会满意。同时，他从不考虑自己申请建筑承包商的资质，因为参加资质考试就必须参加一些课程的学习。

另一方面，丹妮丝非常喜欢学校。她对自己的学习成绩和作业质量感到自豪。她在高中时就参加了大学预备课程，并提前获得了大学学位。在后来的生活中，她参加自己感兴趣的课程，以此作为拓展知识的一种途径。

父母的个性的影响

想一想你生命中最重要的成年人，你人生剧本里的"父母"。他们的个性和行为帮助你设定了影响你对生活的看法的基调，以及你对于男性和女性是怎样或者应该怎样的想法。如果你生活在单亲家庭，你从哪里找到的异性的榜样，以帮助你确定男性和女性应该怎样呢？

觉察活动——父母的个性有哪些影响？

你的父母是什么样的人？想出三个形容词，用来描述在你成长过程中他们各自是什么样的人。写下来。

迪伦和约翰的母亲是一位有创意、有活力和乐观的人。她看起来从不担心，相信所有事情都会有最好的结果。她相信有志者事竟成。如果她在做一个项目，而有人对她说"你不能那样做"，她会找另一种方法完成这件事。

迪伦和约翰的父亲是一位认真、努力的男人，他勤奋工作，养活着这个家。他那份稳定的收入（尽管不算高），使他的妻子能够积极地参与她喜欢的事业。她努力改进当地学校的课程设置，并且领导一个委员会，以确保一个因预算削减而岌岌可危的音乐项目得以继续。

迪伦和约翰参加了一次讲习班，从中了解到了自己的个性是如何形成的。迪伦认识到他深受母亲的影响，认为"如果你足够坚持，生活中一切皆有可能"。他的女朋友经常抱怨他从来不认输，现在他终于理解为什么了。

约翰是从一个不同的视角看待自己的家庭的。他认识到自己做的决定是："男人必须为养活家人而工作，而女人可以为所欲为"。而且，他终于理解了为什么他在与自己工作中的女搭档意见不一致时，他似乎难以坚持自己的观点。

父母之间关系的影响

你对于亲密关系、合作和协商的看法，在很大程度上取决于你的父母如何处理他们两人之间的冲突和分歧。

你的父母之间是如何相处的？他们都在家吗？是否有一方抛

弃了家庭，留下另一方独自抚养你？是否有一方始终都在家，而另一方则更多是身不在而心在，即便只是很短的时间？他们离婚、分居或再婚了吗？如果是这样，你或许会认定：感情的关系是脆弱的，或者你不能指望任何人。或许，你会决定你永远都不会结婚，因为婚姻是行不通的。也许，你会相信放弃不好的或暴力的感情并重新再来是很重要的。

如果你的父母之间经常发生激烈、暴力或可怕的争斗，你或许会把生活看作是一个充满危险和暴风骤雨的地方。你的父母是相互合作还是相互竞争？是否有一方处于主导地位，而另一方顺从？还是说他们平等相处，共享决策权？如果父母中的一方发号施令，而另一方只是顺从，那么，你可能会认为生活是一个有做决策的老板，而其他人都要听从的场所。你的父母相互尊重，通过讨论和协商做出决定并表达他们的感受吗？他们相互之间是温暖、爱和友善的，还是冷淡、生气和疏远？如果你的父母之间经常发生"冷战"，你或许会认为所有关系都是疏远的，并且会为了避免孤立感而躲避感情并绕道而行。

觉察活动——父母之间的关系有哪些影响？

看一看你对上面的问题写下的答案。与你父母之间的关系相比较，你对于自己如今的人际关系有什么发现？

凯莉正在看《做你自己的心理治疗师》，形成对自己以及自己的人际关系的觉察。在思考环境对她的影响时，她回想起了她的父母之间的关系。当她的母亲犯了一些极小的错误时，比如把什么东西洒了或者忘记做某件家务活，喜怒无常、脾气暴躁、怒气冲冲的父亲就会对母亲大吼大叫，她依然记得自己那时有多么害怕。她的母亲会诚惶诚恐，不停地道歉。在另一些时候，她的父亲会很温柔贴心，给她母亲送礼物，并且在周六的晚餐之后给她读书。她永远都不确定晚上回到家的会是哪样的父亲。

凯莉把她家里的氛围描述成"变化无常"和"危机四伏"。她认识到，她的父母之间的关系塑造了她的信念，并且在很多方面影响着她的生活。她一直都害怕愤怒——无论是她自己的还是别人的。她害怕愤怒会导致她出现从父亲那里体验到的那种恐惧。她很胆小，害怕承担风险，并且担心犯错误，诚惶诚恐地生活着。她认为男人都是变化莫测的，小心翼翼地与他们保持着距离。

养育风格的影响

那些负责照顾你的成年人都有各自独特的养育风格。这影响着你如何看待自己以及你小时候如何行为。他们的养育风格还可能影响着你成年之后如何行为。你也许一直相信你的父母的行为是很好的养育行为。你也许一直反抗他们的养育风格，并努力成为和他们完全不一样的父母。你可能在亲密关系中苦苦挣扎，因为你们中的一方是娇纵型，而另一方很专制。

你的父母是要求孩子听话顺从，还是尊重个体差异、鼓励创造性并欣赏不同的观点？你的父母在做决定时是完全不问你或你的兄弟姐妹的意见，还是让你们参与或者让你们决定自己的事情？你的父母是通过家庭会议解决问题并分享感受，还是认为孩子只是附属品，完全无视你的存在？你的父母教你服从，并在你不服从时惩罚你吗？他们是通过惩罚、打骂、表扬、奖励或贿赂激励你吗？他们教你自己思考吗，哪怕这意味着你的观点与他们不一致？他们让你为所欲为，尽力伺候你吗？他们在一定的界限内满足你的心愿，并要求你完成你的那部分家务活吗？

构成你的信念体系的很多决定，都来源于你的父母的领导风格。在现实生活中，大多数父母、老师和看护人的养育风格都是第40~41页"养育风格"表中的几种特点的组合。这四种典型的养育角色将帮助你理解成年人是如何影响你正在形成中的对于自己、他人、生活和行为的看法的。和善而坚定的父母也被称为正面管教型父母。随着你对自己和他人的了解越来越多，我们希望你的目标将是通过和善而坚定型父母所拥有的品格、技能和信念来发展人际关系。

或许你的父母在如何养育你以及什么才是恰当的管教等方面存在分歧。父母之间意见不一致，并不是不寻常的。如果你家里是这种情况，你或许会做出以下某个决定："我知道找谁才能得到我想要的"、"我干脆趁他们忙于争吵的时候溜出去做我想做的事情"、"生活就是一片混乱"，或者"女人很友好，但男人很刻薄"。想一想你现在是怎样按照自己小时候形成的信念来行事的。

觉察活动——父母的养育风格有哪些影响？

看一看你针对刚才的问题写下的答案。你看到这些影响中有哪些存在于你如今的人际关系中吗？

西蒙妮的父母是严厉的专制者。从西蒙妮小时候开始，他们就教她在公共场所着装、就餐和说话与行为的"正确"方式。他们强迫她一直坐在餐桌旁，直到她吃完盘子里的所有食物，如果她不听话，就会受到惩罚。他们期望她学业优良，让她学钢琴、打网球，以便她全面发展并受到良好的教育。

甚至当她作为一个十几岁的孩子开始表达自己的想法时，她的父亲坚持要求她为她所支持的每一个观点提供引用来源，餐桌交流变成了他们的战场。如果她的观点与父亲的想法不一致，就会遭到父亲的贬损。

西蒙妮的父母精心安排她的生活，以至于她既没有时间也没有空间发展自己的生活。她从来都没有机会试验不一样的思考、感受、行为、着装方式——或者其他任何事情。当西蒙妮离开家去上大学，并且不得不自己决定吃什么、穿什么、和谁在一起，以及是否做作业时，她完全不知所措了。不到两个月，她和四个男人发生了性关系，体重增加了20磅，服用了五种致幻药物，并且退掉了三门课。第一学期还未结束，她就因为严重的抑郁回了家。你父母的养育风格对你的个性产生了怎样的影响？

行动计划——认识你的内心孩童

√ 如果你有愿意回答本章中的一些问题的兄弟姐妹，请他们写下来，然后找时间对比你们的答案。你会惊讶地发现有那么多答案竟然是截然不同的。要抱着好奇心，而不是要辩解。

√ 找出你小时候的一张照片（或者画一张），把它放到你常待的地方。每天对这个孩子说一些鼓励的话。

√ 用5分钟时间列出你的优点和能力。大声朗读这份清单。接着，列出你认为自己存在的弱项。大声朗读出来，并且在每一项后面，都加上这句话"……我接纳它是我的一部分。"

养育风格

这类父母被称为：	这类父母的信念是：	这类父母的行为方式是：	作为孩子，你的决定可能是：
专制型父母 ·专制者 ·独裁者 ·指挥官 ·长官 ·老板	我是上级。 我必须控制。 我必须完美。 我有特权。 孩子应该对我（……顺从，好好表现）。 我承担着各种责任。	通过严格的规则强加自己的意志。不允许任何灵活性和自由。施以压力和惩罚。相信只有一条正确道路。忽视感受。把孩子当作一个人财产，而非一个人。发号施令。要求服从。强加想法。主导。依靠批评和表扬进行控制。奖励、贿赂、威胁和惩罚。做出所有决定。唠叨。承担所有责任。过度保护。怜悯孩子。以羞辱、吼叫、出丑或决定。溺爱或者羞辱等条件公平性。给孩子时附加条件。要求完美，挑毛病。过于在意别人怎么想。	我没有力量，无法掌控。需要依靠他人。我不负责（作为男人或女人）。我不如（某个人）好，我最好顺从。我要扳别人知道的比我多。我不能自己思考，以便我必须隐藏自己的真实感受。我要放弃，我要"乖乖的"，不被"抓住"。在别人强迫我的时候，我才会守规矩。我要偷偷摸摸地做我想做的东西。我能力不足。别人会利用我。我会保护我。我必须做到完美。没有人能告诉我该怎么做，并且我拿着我很重要。权力很重要。我必须赢，或者必须正确。我需要比别人优秀。
骄纵型父母 ·棉花糖 ·软柿子 ·小绵羊 ·老好人 ·受气包	我不重要。 别人比我重要。 我没有力量，无法掌控。 我没有任何权利。 孩子享有所有权利。 将所有权力都交给孩子。 没有任何规则，框架或界限。	过度纵容孩子。想保护孩子免于承担所有决定的感受。让孩子承担作决定的所有责任。对孩子的各种要求让步。变成奴隶。对说"不"，感到内疚。哄骗、贿赂。云动和善，但不坚定。给孩子充分的自由，但不尊重自己。没有任何秩序。尊重孩子，但不尊重自己。	别人会为我付出并且照顾我。我期待着接受。世界是围着我转的。我是围绕我所欲，号施令随心所欲。没有界限。我有权利随心的。生活是不安全的。没有人爱我。我依靠别人爱我，并给予我满足我的需要。我依靠别人爱我，并给予我想要的。

40

续表

这类父母被称为：	这类父母的信念是：	这类父母的行为方式是：	作为孩子，你的决定可能是：
忽视型父母 幽灵 缺席（由于疾病、成瘾、死亡或遗弃）	我应该做一名更好的父母。我不知道要如何履行我的职责。我宁愿去参加聚会。让我一个人待着。我痛恨这一切。这个家庭不需要我，如果我在场，只会把事情搞砸。	不提任何要求，不认可任何要求。既不坚定，也不和善。既不给孩子自由，也不设立界限。既不尊重孩子，也不尊重自己。造成混乱与家庭中断联系。	我不重要。没有人爱我，我也不可爱。我没有价值。没有人在乎我。我不值得被照顾。不由自己决定一切事情，甚至不值得被自己照顾，我不值得被自己照顾。
和善而坚定型父母 ·领导者 ·引导者 ·教练 ·朋友 ·导师	孩子可以做决定。我是同等的，我和别人有同样的价值。我是人，我有着不完美的勇气。错误是学习的机会。所有人都很重要，包括我自己。我来负责，但可以灵活。我信任我自己和我的孩子。我有话语权。	共享权力。和善而坚定地引导。尊重地对待别人。将孩子作为负责任的人对待。鼓励孩子做决定。让孩子做他或她自己。期待孩子做出贡献。促进平等。设立现实的标准。给孩子选择。避免比较。不担心自己的形象。知道何时说不。邀请、请求、对话。发挥影响力，赢得合作。倾听孩子的想法。鼓励孩子做得更好，并帮助孩子不断进步。倾听并分享感受。表现出信任。关注优点，认可努力，而不只是成绩。通过惯例建立秩序。教给孩子自律。是成领领，共同承担责任。	我是一个负责任、尊重他人、自律、自律的人。有主见的人。我能与他人合作。他人会让我参与决策。我能够听他人的想法。我有能力。我愿意倾听他人的想法。我能解决问题。我很重要。我这样就足够好了。我能够依靠自己。我有价值的人，并且错误是学习的机会。我能信任他人。错误是学习的机会。我不必很完美。我可以尝试新的经历。

遗传的影响

当你登上自己人生舞台的时候，你是带着某些基因特点而来的。这些特点主要包括你的身体特征——你的性别、身高、体型和骨骼结构，眼睛、头发的颜色和肤色，以及你的音质、视力和听力特征。

如果你比较矮，你可能会认定自己不如那些个子高的人，认定自己不会被注意到，并且认定你应该自己一个人待着——或者当你希望被看到的时候，你就要确保自己引起很大的动静。如果生了一张自己认为"只有妈妈才会爱"的脸，你可能会决定你不得不发展自己的个性或才智进行弥补。或者，你或许决定不要期待在生活中得到很多关注和欣赏，因为你的样子根本不配得到这些。或者，你可能会被吸引去做整形外科手术，从而得到你想要的外表（以当今的科技水平，你几乎可以改变身体的任何部位）。

本是一个活泼的 5 岁孩子，患上了脊髓灰质炎，很长时间都需要依靠"铁肺"（一种人工呼吸器）存活，看着生命一点点流逝。虽然他后来恢复到能够挂着拐杖走路，摆脱了铁肺的限制，但是他再也没有了无忧无虑的心态。

他的父母希望他能过正常的生活，因此把他送进了当地一所公立学校，但是，本在那里感到很难堪并且格格不入，总是躲到教室的最后排，希望自己不被注意到。他形成了丰富的内心世界，包括对音乐和艺术的热爱。

他在带着铁肺时体验到的对隔绝感和无助的恐惧，像幽灵一般笼罩着他，因此，他确保自己和那些能够照顾他的女性约会。他通过选择一名护理员作为自己的伴侣，在很多方面限制了自己照顾自己的能力，她很同情他，而且为他提供的帮助超出了他实际的需要。

很多人相信你的气质或性情是遗传而来的。然而，我们认为这是由你对如何找到自己独一无二的位置和独特身份认同（尤其是在你的兄弟姐妹之中）的下意识决定而形成的。我们总是惊奇地发现不同家庭排行老大的孩子们拥

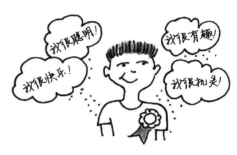

有多么相似的性情，排行老二、中间和老小的孩子也是如此。

现在，你对自己如何形成了那些存在于你的潜意识中并且指引着你的人生决定有了更好的了解。在下一章，我们会探究你的兄弟姐妹的影响。你在与自己的兄弟姐妹相处中所做出的决定以及你基于自己的排行所产生的看法，对你个性的影响要超过任何其他单一因素。

你怎样成为了你

兄弟姐妹对你有什么影响？

谁对你的个性和身份认同的影响最大？当然是你的兄弟姐妹！如果是独生子女，你很可能会拿自己与堂（表）兄弟姐妹、好朋友或者邻居家的孩子做比较。在成长的过程中，你的主要竞争者最有可能是某个兄弟姐妹。我们所说的"竞争者"，是指你将自己与其做比较的那个人。在涉及到人时要搞清楚如何在保持独特性和特殊性的同时，归属于某个更大的整体时，竞争和比较就成了同义词。你是通过与自己的兄弟姐妹作比较，来决定自己要成为什么样的人的。当你是个与你的家人生活在一起的孩子时，资源可能看上去是有限的：就像一个馅饼，只有那么多块。你可能会决定，如果其中的一块被拿走了，你就不

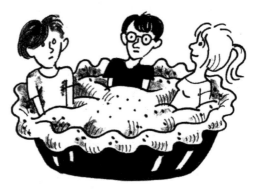

得不找另一块。由于归属感和自我价值感是人类的两个基本需要，当你对自己在家里的位置做出潜意识的决定时，很可能会陷入强烈的情感中。每一个戏剧都需要冲突来提供一个贯穿始终的故事情节，借以塑造不同角色。为了制造冲突，还有什么方式能够比得上增加更多角色呢（在你的人生戏剧里，就是兄弟姐妹）？

　　这些年来，在带领无数的讲习班和进行心理咨询的过程中，我们已经认识到，造成你的个性的主要因素，是你在很小的时候对于如何在家里获得归属感以及如何才能有独特性所做出的决定。在那些少则10个人多则100人的活动中，当我们让参与者依据自己在家里的排行分组，并在小组内比较彼此的优点、不足、不同之处和愿望时，我们总会得到同样的结果：每个小组都发现，小组成员之间的相似之处比他们与自己家人之间的相似之处更多！这一信息也会有助于你理解你怎样成为了你。下面是一个让你对这些问题有更多了解的活动。

觉察活动——你的家庭馅饼

　　1. 为了更多地了解你对自己在家里的独特位置所做的决定，画一个圆圈，并且按照你家里有几个孩子将其分成几部分。不要忘记将夭折的孩子也包括在内，因为他们也是你身份认同的一部分。不要把你的父母包括在内。

　　2. 在馅饼的每一块上，写上一个孩子的名字，要确保将你自己包括在内。在每个名字旁边，写下他或她比你大几岁或小几岁（比如：比利 +3，苏 -2）。接下来，写出三个或四个描述每个孩子小时候的形容词。看一看你的这个馅饼，并注意自己是怎样认定每个人的不同和特别之处的。

3.你写在自己那块馅饼里的形容词反映了你对自己的信念。谁和你的区别最大？在哪些方面？谁和你最相像？使你独特的是什么？

4.如果你正在恋爱中，让你的伴侣做这个活动可能会很有趣。对比一下你们两人对各自的描述，看一看你们有哪些相似之处，有哪些不同之处，又有哪些地方是有可能发生冲突的。你们还可以做本章后面的活动"你和谁结婚了？"

同胞竞争————一个不同的观点

我们往往认为同胞竞争就是兄弟姐妹之间的争斗。这是同胞相处的一种方式。但是，还有其他更微妙的方式，是我们将在下面关于同一家庭中的三个孩子的故事里要探究的。你不仅会看到几个孩子如何建立了自己在彼此关系中的身份认同，而且你会注意到他们是如何招致别人根据他们对自己的"信念"来对待他们的。

在读玛丽、艾伦和明蒂的故事时，要注意他们每个人基于对兄弟姐妹的观察以及为了寻找一个有归属感和自我价值感的特殊位置或方式所作出的决定。想一想你自己。每个孩子出生时家庭氛围会有一些不同，因为父母及其养育方式会随着年龄和经验的增长而变化。家庭所承受的压力随着工作变化、搬家、死亡、离异以及其他孩子的出生而涨落。要特别注意玛丽、艾伦和明蒂是如何临时应变的。要问你自己，在你被推上自己的人生舞台时，你是否采取过这些方法中的哪一种。作为一名鼓励咨询师，你会希望以同样的方式帮助人们审视他们小时候的家庭。

第一个出生的孩子

在玛丽出生之前，家里有两个成年人工作并照料家庭。尽管他们在一起看起来忙碌而快乐，并热切盼望着玛丽的到来，但他们也焦虑而紧张。其中一个说："我知道我们会是完美的父母。"另一个说："这是一个很沉重的责任！食物、衣服、儿科医生、学校，一切都不能出错……"第一个人回答说："别担心。我们有把握。等到他需要的时候，我们知道该怎么办。"另一个人紧接着说："你是说，等到她需要的时候吧！"想想吧，父母的期望和心愿甚至在孩子到来之前就开始影响到这个孩子了。

从玛丽出生那天起，她就是全家的焦点。她听到他们说："我

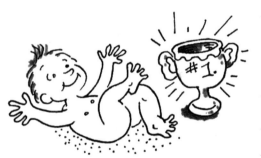

们很高兴你来啦。你真了不起，你真完美。"两个大人观察着玛丽的一举一动，并且将她的所有举动都告诉其他家庭成员。当玛丽啼哭时，爸爸或妈妈就立刻到她身边。玛丽眼中的父母是体型比她高大很多倍的大人，他们行动迅速，笃定自信，知道该做什么，而且似乎非常理解她的需要。大人们看上去高效而能干。你认为玛丽可能会做出什么决定呢？你会如何决定呢？是不是这些："我是重要的。我是宇宙的中心。我很小。我可以依靠别人来满足我的需求。生活虽然紧张，但却是可预测的。"

大多数时候，玛丽安静而满足，但有些时候，她会注意到大人脸上紧锁的眉头。你认为她可能会怎么想？你会怎么想？或许是："只有在我乖的时候，他们才爱我。我最好不要搞得乱七八糟。我必须搞清楚如何让他们高兴。"这是小孩子很可能会得出的结论。孩子们天生就是优秀的观察者，但却是缺乏经验的解释者。玛丽的父母对他们的养育职责很认真，把全部精力都放在了玛丽身上，并下定决心要把每一件事情都做对。随着玛丽渐渐长大，她会

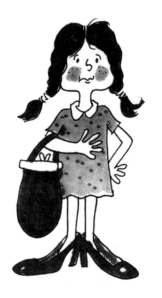

模仿她的世界里的大人，试图通过把事情做完美来让他们高兴。她经常听到大人说："她真是一个好带的快乐宝宝。她学东西那么快。她真好；她从不给我们制造麻烦。她特别听我们的话！"玛丽可能会把她听到的都记在心里，并且决定："我不给任何人惹麻烦。我很聪明。我能做他们做的那些事情。"

玛丽也许就这样成长为一名负责任的领导者；她勤奋而认真，遵守家庭或"权威"的规则和价值观。很多排行老大的孩子都是如此。如果你在家里排行老大，你是这样的吗？考虑到你们在出生时遇到的典型影响，这是有道理的。你或玛丽不太知道的是，你们的人生戏剧即将发生一个意想不到的转折，将永远影响你们对自己、他人和生活的看法。

第二个孩子登场

当艾伦在第二幕登场时，他进入的是一个与玛丽的世界不同的世界。玛丽进入的是一个没有孩子的场景，并且为孩子们应该（或不应该）怎么样设立了标准。当艾伦登场时，似乎其他每个人都已经看过了剧本。艾伦不得不即兴表演一会儿，搞清楚背景、情节和人物。他看到两个大人充满爱意地关注着在舞台中心的那个聪明、可爱、有礼貌的三岁女孩。她比艾伦高大。他看到，她已经能聪明灵巧地使用马桶、用勺子吃饭、自己倒麦片，还会唱歌。

他注意到大人们很忙，但他们显得轻松而自信。比起第一个孩子出生的时候，他们现在能更平静、更熟练地承担起为人父母的职责了。艾伦基于他所看到的一切，已经在做着一些决定："我很小；其他人都大。姐姐聪明、敏捷，而且安静。生活是平静的。"

当艾伦突然出现在舞台上后，关注的焦点转到了他身上。他尝试与每个人互动，并认真留意着会发生什么事情。他观察到，当他弄出动静时，别人就会关注他。他决定："动静会引起注意。如果我安安静静，就没有人来看我。"

同时，玛丽在注意大人们如何对待新生儿艾伦的过程中，决定："我不像他那样无助或难以取悦。现在，我必须真的好才能让他们注意我。"她或许已经相信自己的特殊地位受到了威胁，并且感觉被这个新来的迷人的小家伙抢了风头或推下了王位。她不得不搞清楚怎样才能待在她已经习惯了的聚光灯下；怎样才能保持第一的位置，领先于艾伦。很多孩子都像玛丽一样，发现他们不得不分享曾经独属于自己的关注，采取这样的座右铭："我是第一，并且我要保持第一。"你能想象这样一种信念在他们成年后的生活中会怎样呈现出来吗？你自己、你的兄弟姐妹或者你所认识的某个人有过这种体验吗？

如果你是家里的第二个孩子，想想你的哥哥或姐姐是如何保持领先于你的？为了找到在聚光灯下的特殊位置，你是怎么做的？

有一天，艾伦的妈妈正忙着把洗的衣服放进烘干机，在他哭的时候没有马上过去。艾伦哭的声音更大了，妈妈终于急匆匆地冲进了房间，面带烦恼的表情，皱着眉头。艾伦认定："我很烦人。我不得不大声尖叫才能让别人听见。她没有时间陪我。我不重要。"在妈妈给他换尿布的时候，艾伦的姐姐玛丽拿来了他的奶瓶，他听见妈妈说："你注意到弟弟饿了，真是个大丫头和好帮手了。他哭得这么厉害。他不像你那么安静。"当玛丽听到这种比较时，她喜欢这种认可，但这也感觉像是沉重的压力。艾伦认定："姐姐很负责。我是小宝宝。她安静。我吵闹。"

后来，艾伦看见玛丽在玩积木。他爬过去一探究竟，并且把玛丽搭好的积木打倒了。玛丽推开了他，他大哭起来。姐姐说："你把我的楼房打坏了。你不应该那样玩；你什么都不知道吗？！"妈妈过来训斥艾伦，并把他抱了起来；他哭得更厉害了。然后，妈妈把艾伦放到了他的床上，说："你坐在这儿，想想你都干了什么！今天下午的点心取消了！"艾伦决定："我破坏了东西。我把事情搞糟了。当我哭的时候，妈妈会来照顾我。女孩子手巧而专横。我玩得方式不对。在我淘气的时候，妈妈会大惊小怪。"在成长的过程中，玛丽和艾伦会将无数的舞台说明、人物塑造和对话写进他们正在编写的个人剧本中。随着情节的展开，他们会解释每一次互动的含义，并即兴创作自己在其中的角色。在你还是个孩子的时候，你也在做着同样的事情。你能记得自己的一些决定吗？你能看到这些决定在你现在的人际关系中的表现吗？

如果你像艾伦一样是家里的第二个孩子，你可能不会太在意遵守规则以及满足大人的期望，甚至不会像第一个出生的孩子玛丽那样认可这些规则。你出生于一个轻松的环境中，因为父母已经有了经验，他们在养育孩子时更加平和并且不那么严格。在这种氛围中，你可能会变得灵活而友好。

另一方面，我们遇到过一些排行老二的孩子，他们认定得到认可的方式就是模仿哥哥姐姐，直至超越他们！这种排行老二的

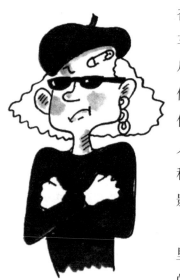

奋斗者的座右铭，可能就像阿维斯汽车租赁公司原来的广告，宣传该公司尽管在当时的市场上历史短、规模小，但有出类拔萃的能力："我们更努力！"你的出生排行支配不了你对自己和他人的任何具体认知；然而，它会以这种或那种方式对你产生重要而深刻的影响。

像每个孩子一样，你会寻找在家里建立自己的地位并做到独特和特别的方式。你会有每个孩子都有的错误信念："为了特别而引人注目，我必须和别人不一样，否则我的爸爸妈妈就不爱我了。"而且，你是无意识地选择让自己变得不同的方式的。排行老大的孩子们相信自己必须是第一，而排行老二的孩子们会更努力地追赶。你的父母或许会对自己的孩子们居

然差异那么大而感到震惊。他们通常会认为这些差异源于天生的性情,但是,在读本章的过程中,你会看到你多么容易在无意识中作出影响你的个性发展的有关自己和他人的决定。你选择与兄弟姐妹竞争的那些方面,就是你选择的要与兄弟姐妹区别开来的那些方面,并且很可能是与你们的家庭价值观息息相关的那些方面。

家里的一个孩子遵从、信奉并采纳一位父母对待某一个问题的方式,而另一个孩子反叛,并非是不同寻常的。无论父母对这个问题意见是否一致,都可能出现这种情况。

通常,排行第二的孩子会看着一个有所成就的哥哥或姐姐,并得出结论:"这就是获得归属的方式。"然后,会开始追赶或超越自己的哥哥姐姐。如果这两个孩子年龄相近或者性别相同,常常就会出现这种情况。如果你的情况就是这样,你们家中年龄最大的孩子可能会转换角色。当一个孩子变得没有信心时,有时候他或她会想:"如果我不能通过成为最好的来当第一,我就通过成为最坏的来当第一。"

小宝宝来了

当最小的孩子明蒂登上舞台时,一切都变了。在父母看来,两个大孩子似乎一夜之间长高了。突然之间,他们看上去比明蒂未出生之前长大了很多,并且更有能力了。艾伦和玛丽现在已经能帮助父母照顾明蒂了。他们能自己平静下来、自己玩,帮忙取小宝宝需要的物品,并帮助爸爸和妈妈,并且在必要时看护小宝宝。

此时,五岁的玛丽已经在想:"我知道该做什么。"为了维护自己"爱帮忙、成熟和负责任的孩子"的头衔,玛丽对自己的"小妈妈"角色感到很愉快。她帮忙给明蒂喂奶,和她一起玩,为她穿衣服,让她这样那样,并且做明蒂因为太小还做不了的所有事情。作为最小的孩子,明蒂可能决定:"我最小。其他人都比我大。我走路可能会摔倒。别人会扶着我。别人会照顾我。生活很容易。"最小的孩子的座右铭是"我有特权"。你可以看到这是如何发生的。每个人都迎合家里的小宝宝,因为他看起来那么弱小而无助。再说一次,这对于最小的孩子最终并不是一种恩赐,他们事实上很有能力、很能干。

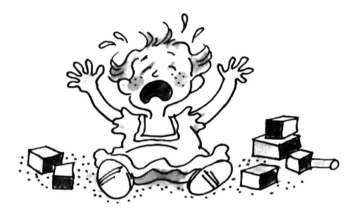

明蒂看到的是一个情节丰富的舞台。她的母亲和父亲相互之间有时很不客气。家里总是有太多的事情需要做,他们因为谁应该做什么事情而争执,有时还会吵架。明蒂不得不想办法适应并引起注意。所以,她微笑、低语、咿咿呀呀、咯咯大笑。当她发出有趣的小动静以及露出迷人的小笑脸时,所有的人都会热情地作出回应。明蒂的家人对她说她可爱极了,而且花时间和她玩。无论多忙,都会有人来满足她的需要。她只需要搞清楚自己是要追赶哥哥姐姐并做他们做的事情,还是仅仅坐在那里等着他们过来。

有一天，当明蒂第一次尝试自己系鞋带时，艾伦跑过来说："来，明蒂，我替你系。"明蒂认定："我做不了。我没有能力。"如果每当明蒂有需要的时候，爸爸、妈妈、艾伦和玛丽都继续给她关注，她长大后会缺乏自信，并认为自己有特权。这对于排行最小的孩子是很常见的。如果总有比自己高大、年长、强壮和敏捷的人替自己做那些学起来很费劲的事情，排行最小的孩子就会认为他们永远都达不到要求，永远赶不上哥哥姐姐——所以，为什么要尝试呢？如果你是家中最小的孩子，你做出过这样的决定吗？这是否仍然影响着你现在的人际关系？

随着明蒂渐渐长大，她看到姐姐玛丽去上学了。玛丽没有多少朋友，但她将自己的精力用在了取得优异的学习成绩上。她很早就决定要做一名律师。明蒂认定家里"好学生"的位置已经被占了，便开始更多地做自己擅长的事情——社交。她的社交活动非常多，以至于她在家里以"爱交际、很合群的人"显示出了自己的特性。

老师们经常称明蒂是"叽叽喳喳的女孩"，因为她总是在课堂上和别人聊天，而不是认真听课。家里的电话铃声响个不停，她会和朋友们煲几个小时的电话粥。她的爸爸妈妈说她是他们的"交际花"。你的父母是怎么说你的？

除非你的父母重视鼓励你的独立性，否则你可能一直都是"小宝宝"，并且很少有机会学习技能。如果你很善于让别人迎合你，那你今天没准儿会是一个优秀的委员会主席！作为最小的孩子，也许你可爱、迷人并且爱玩，但是，或许你会经常抱怨自己不被认真对待。然而，你的社会能力可能是所有兄弟姐妹中最强的。

觉察活动——"五"的规则

令人震惊的消息！很多排行老小的孩子管理着整个家庭，而且是家里最有力量的人。想一想你家里最小的孩子——即便就是你！现在。把家里其他孩子的数量相加，包括父母。除了最小的孩子之外，所有家庭成员的人数总和被称为力量值——它体现的就是排行老小的孩子多么有力量。例如，在一个有四个孩子和两个父母的家庭中，排行老小的孩子的力量值就是五。其他家庭成员的力量都没这么大。如果你难以相信这一点，或者如果你是一个认为自己无能为力的排行最小的孩子，你可以做一些观察。要注意每个人对老小的心血来潮迎合到何种程度，或妥协到何种程度。当四个兄弟姐妹中最小的孩子四岁时，想一想这个孩子与其他孩子相比看上去多么小。不把排行最小的孩子当成小宝宝对待是很难的，但是这种做法对于所有家庭成员都是无益或令人沮丧的——尤其是对于这个最小的孩子。

"被赶下王位"对个性的影响

艾伦曾经拥有在家里最小、最可爱和最具挑战性成员的特点，而现在他被赶下了台——有人称之为"被赶下王位"。一个后来者占据了这个位置。他发现自己进退两难。既然迷人的小明蒂降临了，那么他是谁，并且如何让自己和别人区别开来呢？在这个人数增加了的群体中，他作为"大嗓门、不负责任、制造麻烦"的角色足以让他引人注目吗？

通常，排行中间的孩子会感觉受到了挤压，既没有老大的特权，也没有老小的自由。如果你是排行中间的孩子，你或许会发展出一种让自己脱颖而出的特殊才能。或者，你会感觉被挤了出来，确定不了自己的位置。你可能会对如何继续得到家人的关注感到疑惑。

排行中间的孩子的座右铭是"生活不公平"。处于中间位置，你会看见两侧，因此你可能对公平和公正很敏感。"生活不公平"是一种促使你要么放弃，要么发动一场匡扶正义运动的信念。你曾经是家里的调停者吗？现在还是吗？在沮丧的时候，你或许会通过压抑痛苦或寻求报复来表达你对公平和公正的关切。作为一个排行中间的孩子，你既会看到比你年幼、弱小和技能差的孩子，也会看到比你年长、高大和技能强的孩子。比起你的哥哥姐姐或弟弟妹妹，你会拿自己与更广范围的人和性格特点做比较。

当明蒂出生时，艾伦只有两岁。艾伦变得更吵闹了，经常哭哭啼啼、哼哼唧唧，他的父母为此很烦恼。他们怎么做好像都无法安慰他。自从明蒂出生开始，艾伦就更难对付了，而且越来越糟糕。他对牛奶过敏，不和家人吃同样的食物，而且到了六岁还尿床。当妈妈让他们收玩具时，玛丽立刻就会去收拾，而艾伦则需要一次又一次地提醒。玛丽特别乐于助人，以致于她有时候会过来替艾伦收玩具。

妈妈有时候问艾伦为什么不能像他的姐姐那样。艾伦通常不说话，只是耸耸肩。当艾伦去上学时，老师们说："哦，你是玛丽的弟弟啊；我很高兴你在我的班里。"直到他们对艾伦有更多的了解。他在课堂上经常走神，盯着窗外发呆，或者使劲儿在自己的本子上画画。艾伦已经认定家里只有一个"学生"的空间。他把本子带回家给父母看。他们对他的画有很多细节以及他显示出的专注和想象力印象很深刻。然而，他们不赞同艾伦画的那些死亡、杀戮和战争的可怕主题；他们为此很不安。他们带艾伦去看精神科医生，相信他一定是受到了困扰。

明蒂喜欢躺在艾伦房间的地板上，在艾伦画速写的时候，她也用蜡笔在自己的小画板上画画。有一天，艾伦的妈妈看到他们俩在一起，她担心"受到困扰"的儿子会对妹妹产生影响，便拉起明蒂的手离开了。"你不是艺术家类型的，"她断言，"为什么不过来和我一起玩个游戏呢？"

她暗中对儿子很绝望。她希望儿子能将时间用在更有价值的事情上，而不是用一个速写本把自己封闭起来，画那些像恐怖电影的分镜头脚本一样的东西。虽然她没有说出来，但艾伦通过妈妈的身体语言和面部表情看到了她的不赞同。"艺术家，"他想，"我就是那样吧……凌乱，孤独，郁郁寡欢。"

作为一个十几岁的孩子，艾伦撞坏家里的车，滥用药物，并且和那些惹是生非的孩子待在一起。父母威胁并惩罚他。他们制定他根本不会遵守的规则。他们甚至计划送他去一所寄宿学校。艾伦为自己在家里和学校创造的位置是"棘手的孩子"。这让他不同于姐姐和妹妹，让他吸引了父母和老师的大量精力和关注，虽然是通过负面的方式。

既然每个孩子都写出了自己的故事大纲，大人在不经意间就强化着每个孩子正在做着的决定。虽然孩子们的决定是无意识的，但这些决定塑造着孩子们的个性，定义着他们在生活中的每一种角色。这是我们对人的成长和发展了解最少的一部分。太多的时候，孩子们和成年人会由于某种行为而被诊断出某种人格障碍或精神疾病。然而，他们的行为来自于他们的决定。当孩子们在做决定时,他们是无意识地做这些决定的,但是,这些决定会成为其个性和性格特点的背景。你在自己的人生剧本中为自己创造的是什么样的人物呢?

独生子女

如果你是独生子女,你可能想知道:"那我呢?我没有兄弟姐妹帮助我发展个性!"丹的故事可以供你参考。

当丹尼登上人生舞台时,他降生在一对一直等到35岁左右才成为父母的夫妻的家庭中。丹尼是他们的第一个孩子,也会是最后一个。丹尼的父亲是一位颇有成就的律师,母亲刚刚辞去广告公司的工作,全职在家带丹尼。他是家中唯一的孙辈,他每一次长牙、迈步、微笑、说话以及每一个举动都被记录在相册、光盘和剪贴簿里。妈妈几乎包办了他的所有事情,包括做饭、打扫屋子、洗衣服、准备带到学校的午餐盒,还有晾衣服。他非常喜欢和爸爸一起看电视上的体育节目。在成长的过程中,他学过篮球、棒球、空手道、网球和击剑。他的父母有购买这些器材的钱,他的妈妈有时间开车送他去参加练习和比赛,而且爸爸妈妈都有时间去观看他的比赛。他的奖杯整齐地排列在家庭活动室的书架上。

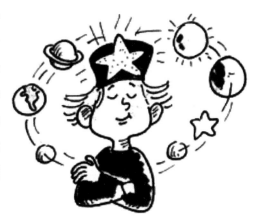

你认为丹尼会做出什么决定？你在同样的环境中会做出什么决定？"我可以做任何我想做的事，拥有我想要的任何东西。在这个世界上，我是最重要的人。我会得到所有的关注。其他人会为我做事。生活自有安排。生活是安全有序的。"你可以看到独生子女如何在早期就形成了这些认知。如果你是独生子女，是否也有过类似的想法呢？想象一下，如果丹尼的爷爷奶奶也和他们住在一起，这会对唯一的孩子丹尼带来哪些影响？根据父母和祖父母对于养育和管教观念的一致性程度，或者他们之间的冲突程度，丹尼会对自己、生活、他人以及如何做才能获得归属感做出很多决定。像排行老大的孩子一样，独生子女进入的是一个只有成年人的世界，但是，又像最后出生的孩子那样，他们永远不会被新来者赶下王位。作为一个独生子女，你拥有自己的空间和物品，所以，你可能难以分享或不让事情按你的方式发展。如果你认定通向归属感的道路是由成年人的行为铺就的，你可能会变得很有责任心、注重成就、独立并且自立。你可能会为自己设立很高的标准，就像很多排行老大的孩子那样。但是，由于没有兄弟姐妹与你竞争父母的关注和家庭资源，你或许习惯于成为关注的焦点。另一方面，如果像很多排行老小的孩子那样，所有事情都由别人替你完成，你可能培养不了独立的能力。与你身边能干的大人们相比，你可能会觉得自己没有能力。在这种沮丧中，你可能会认定自己很无助，并且需要依赖他人。作为独生子女，你的决定在很大程度上取决于父母如何对待你，因为没有兄弟姐妹帮助你融入到家庭和世界中。独生子女的座右铭是："我是唯一的，我是特别的。"这个座右铭适合你吗？

当孩子成年的时候

在你成年之后，你小时候形成的很多信念依然会极大地影响着你。它们引领你走向成功，并让你满足各种情形的需要。然而，在另一些时候，同样是这些决定可能会给你造成问题。你也许意识不到自己所拥有的一些选择，因而与它们擦肩而过。如果你极端或绝对地看待小时候形成的信念，就会出现上述情况。

如果已经习惯了自己是唯一重要的人的丹尼，长大之后和家里的交际花明蒂结婚，会出现什么情况呢？他很可能会变得不开心，要寻找感到自己特别的办法。或许，他会在体育运动方面投入大量时间，以此保持自己的独特性和归属感。而如果他抱怨明蒂社交活动过多，明蒂会怎么做呢？她可能会感到自己不被爱、不被理解，并且可能会花更多时间和那些喜欢真实的她的人在一起。

想象一下明蒂长大之后有了自己的孩子。她也许很会玩，像孩子一样，但可能难以承担家务琐事以及其他养育责任。如果经济条件允许，她可以雇用一名家政人员，或者她可能希望丈夫会照顾她和孩子。如果没有人为她着想，她可能会感到不堪重负，并且心里充满怨恨。明蒂可能会寻找一些欣赏其社交技能的地方，比如领导一个委员会或者作资金筹集工作。

艾伦长大后会怎样呢？他有可能成为一个瘾君子，最终锒铛入狱，或者他会在艺术方面找到一条出路并取得成功。他需要认识到，他的问题行为并非由于某种根深蒂固的心理障碍，而是出于满足自己在家里获得一个特殊位置的需要。

　　玛丽最终成了一名律师，她已经对压力以及同时承担多项工作习以为常。她能够带着自己小时候扮演弟弟妹妹的"妈妈"时学会的那种同样自信心态，面对焦虑的客户和助理。然而，有些情形却莫名地困扰着潇洒能干的玛丽。在应对学习新知识的压力时，她会感到焦虑，并且失眠。当她不得不增加一项新的专业技能时，她会生气，并且担心自己不够优秀，难以通过考试。如果玛丽认为自己在所处的领域里不是第一，她就会拼命工作，以保持她为自己虚构出来的领先位置。她害怕如果达不到自己设定的高标准，她就会失去威信和爱。这令她与同事之间格格不入，大家认为玛丽是一个冷漠和不友好的人。除了工作时间以外，他们都不喜欢和玛丽待在一起（当然，她也没有多少娱乐时间）。

　　你认同这些成年人吗？你在小时候作出的决定对你成年后的生活有帮助还是伤害？你知道自己现在可以改变这些决定吗？完成下面的活动，是你做出这种改变的一种方式。

行动计划——出生顺序

　　1. 问你的朋友用三个或四个形容词会怎么描述你。

　　2. 问你的兄弟姐妹用三个或四个形容词会怎么描述你。

　　3. 用三个或四个形容词描述你自己（或者参考你在"家庭馅饼"活动中写下的那些词）。

　　4. 比较这些结果。把确实符合你的词用圆圈标出来。

　　5. 找出自己最近的一张照片，贴在一张纸上。把你选择的符合你的形容词写在照片下面。

　　6. 把照片放在你经常能看到的地方。对照片中的人（你）说："做一个（第一个形容词）的人，优点是_____。""做一个（第一个形容词）的人，缺点是＿＿＿＿＿。"对三个形容词都按照同样的方式做。

7. 注意你是否感觉到对自己更能接纳了。要提醒自己，那些限制是你加在自己身上的，只要你愿意就可以改变！你感觉到能自由地步入新领域了吗？

主题的变奏

如果你发现出生顺序的描述不太适合你，那是因为你对自己小时候身边的人和事赋予了自己独特的含义。没有哪两个排行老大的孩子完全一样，排行中间或排行老小的孩子也是如此。如果你是第一个出生的孩子，被第二个孩子追上并超越了，你或许会变得丧失信心，将负责任的成就者这一角色让给弟弟或妹妹。在这种情况下，或许排行老二或排行中间的孩子的典型性格特点更加符合你。

你可能是一个排行中间的孩子，并且认同家里排行老大或排行老小的孩子的性格特点。如果你成长于一个大家庭，孩子之间的年龄差距较大，或者如果你来自于一个混合家庭，那么你们家可能会包括几个不同的"星群"。尽管只有一个孩子从年龄上来说是老大，但或许第二大的孩子，即后来出生的孩子中最大的那个孩子，会拥有老大的典型性格特点。（我们将这个孩子称为"心理老大"。）如果年龄差

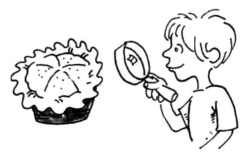

距较大，那么排行中间的孩子所受到的影响也可能与独生子女或者排行老小的孩子类似。

依赖于父母和哥哥姐姐的过度保护的诱惑也可能被拒绝。很多排行老小的孩子都决定要尽快赶上"大孩子们"，坚持自己做事，并成长为精力充沛地积极进取的人。或许，你作为家里最小的孩子，被给予了很多学习技能并参与的机会，因此，你培养出了自立，并成长为一个负责任和有能力的人。

在审视你的出生排行对你的个性所造成的影响时，将夭折、流产或未能顺利出生的孩子包括在内是很重要的。父母们对一个夭折或流产的孩子的反应，往往是极端保护活着的孩子。他们的心态影响着你对自己和生活的决定。在决定你是否"足够好"或者如何才能"足够好"的过程中，你可能会发现与某个兄弟姐妹的幽灵竞争是不可能的。

每个孩子所得出的结论都具有无限的可能性。你们每个孩子都是独特的。正是这种创造性的能力解释了人与人之间不可思议的多样性。前面的"家庭馅饼"活动帮助你澄清了你如何解释自己的出生排行，以及决定你怎样才能成为特别的。这会帮助你认识到你的出生顺序对于你现在是谁以及如何与他人相处所带来的影响。

觉察活动——你和谁结婚了？

你可能听说过，人们往往会选择与自己的父亲或母亲相像的人结为伴侣。我们认为，人们更有可能选择与自己的某个兄弟姐妹相似的人结为伴侣。或者，如果你是独生子女，那么很可能你的伴侣与你成长过程中的某个主要竞争对手会很像。

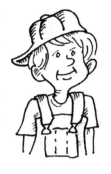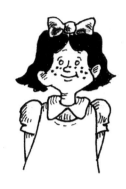

如果你愿意进一步探究这一观点，可以再看看你的家庭馅饼的那张图。把那张纸翻过来，写下你的伴侣的名字。列出那个人吸引你的三个或四个性格特点。然后，比较这张纸的正反两面，看看你能否发现自己与哪个兄弟姐妹"结成了伴侣"！

觉察和接纳

在你探索自己小时候的影响以及有关自己、他人和生活的决定的过程中，你或许很想评判自己或自己的特点，脑海中会冒出这样的想法："我真是个傻瓜！"或者"我真笨啊。"或者"那有什么问题呢？"要记住，在你产生这些信念的时候，你还是个孩子，正试图搞清楚如何在家里得到归属并成为特别的人。考虑到你当时贫乏的生活经历和认知，你犯一些错误是在所难免的。那些决定，即便是那些现在看上去错误的决定，帮助你顺利度过了童年阶段。

如果你在一个虐待环境中长大，不造成任何纠纷可能是明智的。然而，不表达任何怨言，会给你在如今的人际关系造成一些问题。从成年人的角度来看，你可以对那个幼小的孩子产生共情和同情心；你的内在孩童已经尽了最大的努力。在审视哪些决定对你如今的生活有所助益——以及哪些会造成问题——的时候，不要急于改变它们。在你提高自己的觉察能力的过程中，要记住努力接纳。接纳意味着知道你是一个有价值的人，即便你有自己的缺点。有了接纳，你就能看到你以自己特有的方式给你带来的成功和困难。接纳需要认可现实；没有这一点，真正的改变很难发生。

你的行为对你有帮助吗?

　　行为都是有目的的,尽管你可能从未这么想过。行为是你为得到自己想要的某种东西——我们称之为目的——的一种努力。

　　行为有四种目的。第一种目的,认可／关注,即获得被认可和被欣赏的感觉。像我们所有人一样,你需要知道自己是唯一而特别的。人们以有用的方式实现这一目的的一个例子,就是作出贡献。当人丧失信心时,他们就可能试图以无益的方式达到自己的目的,比如要求持续不断的关注。

　　第二个目的,权力／控制,即在你的世界里找到一种掌控感。这或许是拥有做出选择和决策的自由,或者是对一天或一周的安排能预计到或在制定计划时有发言权。或者,权力可以是你知道自己最终能做自己想做的事。有益的追求权力的方式包括要求你想要的东西。因丧失信心而导致的无益的方式包括陷入权力之争。

　　公平／公正,是第三个目的。你经常听人说生活是不公平的,但你仍然会努力确保自己的生活中以及周围世界的公平。你希望这个世界成为一个人们关心你的地方,一个你可以做真实的自己地方,一个你不会因为做真实的自己而受到伤害的地方。追求这个目的一种有益方式的例子，就是为你犯的错误做出弥补是一种有益的方式，而无益方式的一个例子就是报复。

第四个目的，技巧/能力，即知道你能处理生活中发生事情，无论是日常工作、与人相处、特殊项目，还是突发的挑战。你希望有信心，相信自己能够学会、做好并取得成功。通过一步一步地完成艰难的任务，你就能感觉受到了鼓励，而在开始之前就放弃，你就会一直感到沮丧。

觉察活动——破译不良行为的密码

有一种快速的方法，能够搞清楚一个人是在以有用还是无用的方式谋求自己想要的东西。这个方法称为倾听你的感受！你能想到一个行为让你极其讨厌的人吗？让你愤怒呢？伤心呢？丧失信心呢？你被人指责过让人讨厌吗？愤怒呢？伤心呢？丧失信心呢？这都是当你或你身边的一个人以令人沮丧或无用的方式行事时，你会有的感受。你的感受就像雷达，能向你指出搞清楚一个人的目的是什么的正确方向。不要浪费时间寻找造成你或别人以某种方式行事的原因，甚至更糟糕的是试图搞明白应该责备谁，本周，你将学习如何运用一个解决问题的模型，通过发现其行为的目的，将一个丧失信心的行为转变为一个备受鼓励的行为。

1）运用第 70 ~ 71 页的表格，看看 B 栏里列出的感受词汇。

2）现在，想一次你身边的一个人行为显得非常不恰当的时候。看看你是否能从 B 栏中找到与你当时的感受最接近的。看看 A 栏中对应的内容，它表明的是那个人想要什么。那个人是在以有用还是无用的方式得到他想要的？

3）如果你想做一名鼓励咨询师，就要遵循F栏的建议，想象这个人正在说那些话。然后，要运用G栏里列出的建议，或使用正面管教工具卡找到更多能导致对方做出鼓励行为的建议。（可登录 www.positivediscipline.com 了解更多信息。）

对丧失信心的行为被动反应，
会导致对方更沮丧

你也许会因为对无用的行为做出被动反应，而让事情变得更糟糕（不幸的是，这是人的本性），这只会让对方继续丧失信心，尽管这显然不是你的目的。这里有几个人的例子，他们的被动反应行为就是由其感受（如B栏所示）驱动的。在读的过程中，要想一想你有这种感受的情形，以便当你身边的某个人感到丧失信心并且行为不当时，你能将这些感受作为觉察工具。

西蒙经常要等上至少半个小时，他的弟弟才会出现，每次他都感到很恼怒。然而，他一再为弟弟的迟到找借口，他的理由是，和西蒙自己不同，弟弟只是"不负责任"。西蒙的恼怒正是线索，表明他处理的是弟弟关于认可/关注的问题。西蒙的弟弟可能是在小时候就学会了这些行为，并在成长过程中使之更炉火纯青了。他很可能完全不知道迟到是他感觉到自己特别的一种方式，或者让哥哥为他找借口使他作为"一个不负责任的孩子"得到了认可。通过为弟弟找借口，西蒙让这个不尊重的循环得以持续。西蒙是在被动地反应并且很沮丧，而且，他没有意识到自己可以选择如何做出回应让自己感觉好起来，并帮助弟弟放弃这些不尊重的习

破译不当行为密码

A 行为目的：	B 如果你的感受是：	C 而且你倾向于：	D 如果引起对方的回应是：	E 该行为的目的是：	F 想象这个人在说：	G 鼓励性的回应包括：
认可／关注 欣赏 身份认同特别	心烦 恼怒 着急 内疚 焦虑	提醒 哄劝 替对方做他自己能做的事情（"特殊服侍"） 希望自己能做对。	暂停片刻，但很快回到老样子，或换成另一种令人烦恼的行为。	引起关注 得到特殊服侍，以证明他是被人爱着的；让别人为他忙得团团转，以便他成为最特别、最特别的人，别人欣赏的人。	注意我 让我参与	通过让对方养成一项有用的事情，得到有益的关注，来转移其行为；视而不见，或默默地抚摸；说："很好的尝试！"按照你自己的方式给予关注。说出你的感受和需要。说："我爱你，并且等会儿会陪你。"（例如：避免给孩子特殊服侍，并且相信对方能处理自己的感受（不解决，也不解救）；安排特别时光；建立日常惯例，并坚持到底；认可感受，暂时离开现场。
权力／控制	受到了挑战 受到了威胁 被击败 生气	应战 投降 心想"你休想逃脱"或"瞧我怎么收拾你"	行为变本加厉 虽服从，但蔑视 看到对方生气，觉得自己赢了 消极对抗	自己做主，自己控制 证明没有人能够使她做强迫她做事；没有人能告诉她去做什么	让我帮忙 给我选择	请求帮助，让对方把权力转向积极的方面；提供有限的选择；不要开战，也不让步；从冲突中撤出；坚定而和善；只做，不说，决定你自己怎么做；离开片刻，在介入之前先平静下来；培养相互的尊重；设定一些合理的界限；坚持你的底线；认你无法强迫对方按照他们的想法做，但你希望得到他们的帮助；安排一个时间共同寻找解决方案。

续表

A 你的行为目的:	B 如果你的感受是:	C 而且你倾向于:	D 如果引起对方的回应是:	E 该行为的目的是:	F 想象这个人在说:	G 鼓励性的回应包括:
公平/公正	伤心 失望 难以置信 憎恶 悲伤/难过	反击 以牙还牙 心想"你想怎么能这么对我?"	反击 变本加厉 行为升级,或者换另一种"武器"	报复;因为自己感到伤心,所以伤害别人。 心想"没有人关心我,我也不在乎他们。" 或者"没有公正,既然他也不遵守规则,"或者做着不可爱的不讨人喜欢的人,惩罚自己或他人	我很伤心 认识我的感受并且它们可以	承认伤心的感受;将伤心的感受转变为同情;平静下来,然后共同解决问题;不要惩罚或还击;运用反射式倾听;做出你的关心;表达你的关心;只做,不说;鼓励出拥抱,给一个拥抱。做对方的朋友。不要把对方的行为看作是针对你的。先修复友谊,再解决问题。
技能/能力	绝望 无望 无助 无能为力	放弃 替对方做事 过度帮助	更加退避 继续消极 毫无改进 毫无响应	被放弃,独自面对着,不愿承担任何期望,显得无助和无能;相信"我什么都做不好,所以以为什么要尝试呢?" 拿自己和别人做比较,对自己失望	不要放弃我 让我看到如何迈出一小步	把任务分成小步骤;用鼓励代替所有批评;鼓励任何积极的尝试;说你信任其能力;关注优点;不抛弃;放弃;设置成功的机会,但示范怎么做。和她一起做。真心喜欢她的兴趣,和她一起做;以她喜欢的方法,迈出第一步的方法。提醒她,当她准备好时,就会做那些需要做的事情。提醒她,学习来自于犯错误并再次尝试。

71

惯。西蒙可以审视一下表格中 B 栏的内容，帮助自己搞明白弟弟的行为目的。

当明蒂的上司当着一位客户的面责骂她时，她忍住了怒火，将他的行为解释为是由其不幸的婚姻造成的，而且她受到责备是因为她犯了一个错误惹怒了他。因为明蒂的感受是愤怒，她可以确信自己面对的是一个权力／控制的问题。明蒂的上司通过责备和攻击他人来对待自己的压力，而明蒂则是通过忍气吞声来对待自己的愤怒。她还过度分析了这个情形，试图说服自己相信上司的行为是由他在家里的处境所致。这两个人都是被动反应，并且使用的办法可能都是他们在小时候形成的。如果明蒂看看表中的 B 栏，并且发现了"愤怒"这个词，她就能开始理解上司行为的目的，并且找到更有效的办法来处理这个问题。

当格蕾丝在自己儿子的房间里吃剩下的万圣节糖果时，她对自己感到很失望；她认定自己是一个毫无自制力的软弱的人。格蕾丝面对的是公平／公正问题。格蕾丝很可能很自卑，并且通过暴饮暴食或者吃高热量和高糖分食物，下意识地惩罚自己。还可能是格蕾丝认为生活不公平，因为别人怎么吃都不会发胖，而她却是唯一一个无法放纵自己的人。表明其行为关乎公平／公正的线索，就是她失望的感受。通过审视表中的 B 栏，格蕾丝可以采取积极的措施，一步步让自己感受到鼓励。

惠特妮陷入了绝望。她相信丈夫有了外遇，因为他迷恋于性且无法改变。如果惠特妮想一想丈夫行为的目的，而不是她认为的原因（沉迷于性），她或许就能看到更多的选择。相反，她感到绝望，相信局面已经毫无希望，而且她无力改变。如果我们能让惠特妮看到这张表，她可能会开始以一种让自己在婚姻中有胜任感的方式思考或行动。

注意你的反应所造成的结果

让我们回头看看西蒙、明蒂、格蕾丝和惠特妮。如果他们看看 C 栏和 D 栏，并问问自己在当时的情形中是怎么做的以及是什么结果，他们一定会感到更沮丧。要将这个过程作为对行为的更有害目的的探究，注意到那些对于情形好转无效的做法。要注意，当你有西蒙、明蒂、格蕾丝和惠特妮的那些感受时，你的行为是否与他们的相似。

对于抱怨弟弟迟到的西蒙来说，其结果是弟弟向他道歉；但接下来的十次，他一如既往地迟到。对于向上司让步并忍气吞声的明蒂来说，其结果是上司的行为变本加厉，继续在公开场合羞辱她、不尊重她。对于因为自己悄悄溜进儿子的房间吃剩下的万圣节糖果而对自己感到失望的格蕾丝来说，其结果是当她吃完糖果后，通过把家里其他不健康和高热量的食物都吃光来惩罚自己。惠特妮躲避并远离她的丈夫，害怕谈起丈夫外遇的话题，因为她认为无论自己做什么都没有用，所以根本没有必要尝试。

觉察活动——自己尝试第1步和第2步

选择一个你希望改善的情形。简要写下对这一情形的描述。然后，写下在这一情形发生时你有哪些感受。如果你很难想出关于感受的词汇，可以看一看 B 栏。把它们写下来。如果你感到心烦、恼怒、内疚或着急，这些感受向你表明该行为（你的或其他人的）是为了得到认可／关注。如果你感到愤怒、挫败、受到了挑战、被击败或受到了威胁，你或另一个（或者你们两个人）就遇到了权力／控制的问题。感到伤心、憎恶、失望或难以置信，表明问题关乎公平／公正。最后，如果你对一个人的行为（甚至你自己的行为）感到无望、无助、能力不足或绝望，这些感受就是你面对的这个人——甚至可能是你自己——正在以沮丧的方式寻求技能／能力的标志。

接着写：当你有那些感受时，你做了什么？结果是什么？你的行为使情形得到改善了吗？还是变得更糟了？如果使情形变糟了，你就是在造成危害。如果情形好转了，你可能在以一种积极主动、尊重的方式行事。

再看看"破译不当行为密码"的表格。如果你找到了自己的感受（B 栏）、你的反应（C 栏），以及对方的回应（D 栏），你就可以确信你们当中的一个人或你们两个人是丧失信心的。

采取主动的、鼓励性的回应

你的反应尽管符合人性并且是正常的，但无论如何都是无效的；它们只会强化问题行为。现在，来看看表格的最后三列。让我们从 E 栏——行为的目的——开始。人不会故意以丧失信心的方式行事。相反，他们是为了某个目的而采取了那种行为，而且通常他们自己对此毫无觉察。如果你当面对一个人说："你只是想得到关注。"或者，"你在寻求权力。"或者，"你在努力让事情公平。"或者，"你放弃了，因为你认为自己不可能在这个领域取得成功。"对方可能会震惊并辩解。一种更温和的方式是说："我有时会想是不是……"如果这种话仍然引起了大量的辩解，你无需感到惊讶。我们希望你能运用这种信息来增进自己的理解，以便你能学会积极主动，而不是被动反应，进而成为一名鼓励咨询师。

尤其要注意 F 栏"想象这个人在说……"，因为这会启发你思考如何鼓励，以及如何避免在那个具体的情形中造成事端。只有这样，你才能破译行为密码，并发现隐含的信息。

G 栏"鼓励性的回应包括……"，有大量的例子和建议，能让你在具体的情形和人际关系中成功地鼓励自己和他人。只有当你积极主动并深思熟虑时，采用这里的建议，你才有可能改变结果。

有趣的是，当身边的一个人感到沮丧的时候，人们似乎习惯于采用一些令事情更加糟糕的行为方式。我们称之为被动反应式行为。通过使用本章的这个表格，西蒙、明蒂、格蕾丝和惠特妮决定放弃那些不起作用的方法，并且尝试一些更有鼓励性的、更积极主动的回应方式，他们都变得更有信心了。

西蒙彻底厌倦了为弟弟的习惯性迟到轮番找借口，以及反复向他抱怨和唠叨这件事。他认识到，他的被动反应——及其结果——就是他面对的是认可问题的证据，所以，他决定尝试不同的办法。他从表格的 G 栏中选择了两个建议。首先，他说了自己会怎么做。他告诉弟弟："我爱你，并且我不希望总是因为你迟到而感到这么愤怒。我会直接'开始'去做我们在约定的时间里计划做的事情——无论是点菜还是散步。"其次，他实施了一个特别时光的惯例，即每周日下午给弟弟打电话问候和聊天，而不提他最近是否不得不"在弟弟没到的情况下自行开始"。

明蒂厌烦了在上司变本加厉地公开批评她时的那种愤怒和无力感。但是，在读这本书的过程中，她认识到自己陷入了沮丧之中，默默地忍受着，就好像自己犯了错误就不配得到老板的尊重。然而，事情必须得到改变；她知道如果继续下去，她就会离职。在她思考他们之间的权力问题（或者，从她的情况来说，是无能为力的问题）时，她关注了自己拥有的各种选择，并决定寻求他的帮助。第二天早晨，明蒂私下告诉她的上司："我想尽全力做好这里的工作，而且我知道我有很多东西需要学习。我能看出来你多么讨厌我犯错误，我也和你一样讨厌这一点。所以，我要寻求你的帮助。在你当着别人的面指出我犯的错误时，就像昨天那样，我感到特别生气，以至于根本无法学到任何东西或在下次做出任何改变，所以，我们俩都没有赢。如果再出现类似情况的话，你可以在私下告诉我，从而帮助我学到更多、做得更好吗？"尽管她的上司在答应时看起来很勉强，但明蒂已经决定如果上司再在开会时羞辱她，她会怎么做。她想好了自己会建议他们可以待会儿再详细讨论这个问题。她甚至想象了上司继续责骂她的时候，她会找借口离开会议室，尽管她希望事情不会发展到这一步，但她感觉自己做好了充分的准备。

格蕾丝研究了这张表，并立刻知道了自己遇到的是关于公平的问题。她认识到，在将儿子的万圣节糖果吃光之后，她在家里更加肆意的大吃大喝是对自己的"罪过"的报复。当时，她的失望已经变成了厌恶。当她看到 E 栏和 F 栏中的"我得不到别人的喜欢或爱"，以及"我很伤心"时，她的眼中满含泪水。感受到鼓励似乎是一段很长的路。格蕾丝不得不将 G 栏大声念了三遍，才开始有所领悟，她可以致力于至少尝试其中的一件事了。她选择了"承认伤心的感受；将伤心的感受转变为同情；平静下来，然后共同解决问题；鼓励长处。"尽管起初她觉得很傻，但她继续告诉自己，她感到伤心，她不是一个坏人。然后，当她感到更平静时，她请一位朋友帮忙解决问题。她们一起想出了格蕾丝喜欢的几种健康美味的零食，然后，格蕾丝准备了一些放在家里。她还问她的孩子们是愿意把他们的糖果扔掉，还是藏在她看不到的地方。

由于深信自己没有能力改变丈夫，惠特妮差点儿跳过本书中行为目的这部分内容。她很怀疑这些信息对于她这种处境会有帮助。但是，专横的巴巴拉将这张表的复印件放到了惠特妮的口袋里、她家的冰箱上、汽车的储物箱里，还有很多别的地方，直到惠特妮大呼"叔叔！"并且开始顺从地大声朗读。当她读到最后一行并说出"绝望""放弃""退缩"以及"为什么要尝试"这些词语时，她的脸像圣诞树一样亮了起来。她说，当她读到 F 栏中的"想象这个人在说'不要放弃我'和'让我看到如何迈出一小步'"时，她简直想哭了。"这就是我想要的，"她说，"……而且我认为这也一定是他想要的。"惠特妮和她的丈夫提供了一个问题行为、不当行为和沮丧是如何互相传染

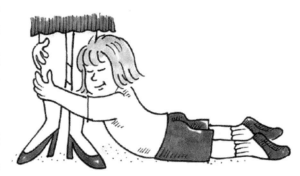

的好例子。她问丈夫，他们俩是否可以努力不放弃彼此，承认两个人都犯了错误。她还建议他们去找一位优秀的心理治疗师帮助修补两人受损的关系，并且让他们看到改变的步骤。

觉察活动——你儿时采用的行为是有益的还是无益的

1. 回想你还是个孩子的时候；选择一个年龄。

2. 写下来你作为一个孩子，为得到关注 / 认可是怎么做的。

3. 写下当你十几岁时，为了有发言权和权力，你是怎么做的。

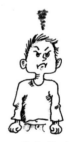

4. 描述你感到伤心的那些时刻，然后，列出你为弥补当时的情形是怎么做的。

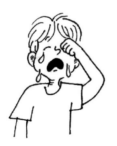

5. 描述你感到无望和无助的那些时刻。为了感受到更多的鼓励，你当时做了什么？

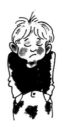

6. 看看你写下来的内容，并注意你的行为是有用还是无用的，以及在试图得到自己想要的东西时，你感受到的是鼓励还是沮丧？

觉察活动——你"诊断"的目的是什么？

你给自己做过诊断吗？是化学物质失衡、慢性抑郁、多动症、强迫症、计算机盲、过敏症、社交障碍、懒惰、学习障碍，还是其他？问问自己，你的诊断以何种方式帮助你得到了认可 / 关注、权力 / 控制、公平 / 公正？

行动计划——实时运用鼓励

无论你面对的是何种形式的不当行为，鼓励都是普遍适用的解药。再重温一下表格的 G 栏，你会发现很多鼓励的建议，包括下面的那些，适用于不止一种行为目的。你可以通过写下你已经做的很好的事情，并通过记录下你朝着成为自己和他人的鼓励咨询师的方向前行时将要尝试的事情，来鼓励你自己。

对每种目的都有效的鼓励方法

有些沟通技巧和积极主动的行为是有帮助的，无论你面对的是何种丧失信心的行为。来看一看：

直接说不。如果你不想做某件事，说"不"完全没关系。你不必编造一些诸如"我病了"或"我忘了"之类的借口。你可以说："我真希望我可以，但是不行。"然后要坚持这个"不"。不要让别人死缠烂打直到你改变主意。他们会熬过来的，你也是。当你感到内疚并认为你有责任解决所有问题时，这是一个将问题行为转变为鼓励行为的尤其有效的方式。

直接说出你想要的。如果你想被关注、被欣赏或因为某件事被称赞，要告诉对方，并请对方这样做。要求是直接且尊重的，而拐弯抹角是令人讨厌的。别人不会读心术，所以，除非你告诉他们，他们可能永远不明白你想要或需要什么。当你感到愤怒时，情感真诚是避免造成问题并帮助他人做到尊重的一个好方法。如

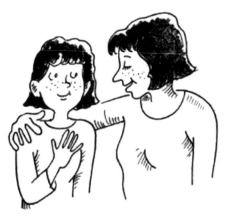

果你的情感受到了伤害，你可以承认这一点。如果你太累了，就要说出来。如果你感到无聊并且想做别的事情，要为你自己的情感承担起责任；你不必责备其他任何人。只需要照顾好你自己。

表达你的关心。为与你生命中重要的人共度特别时光制定计划，这样他们就不会为了得到你的关注而让你烦恼了。如果花时间与某个人相处以便他们知道你有多在意他们，对你来说很重要，就要把这件事写到你的日历上或安排定期的见面。这可以是一起吃一顿饭，一起散步，或诸如每周通电话这些简单的方式。

让事情易于管理。如果有的事情看起来太难，要让对方给你时间做准备，或者请他让你看到可以开始迈出的一小步。如果你为改善一个情形而付出的努力毫无效果，就暂时放下，过一段时间再试。如果你感到无望或无助，你可以说："我会在你准备好的时候着手解决这个问题。等你准备好的时候告诉我。"

暂时离开现场。这对任何丧失信心的行为都是一个很好的解决方法。这可以帮助你忽略寻求过度关注的行为，避免陷入权力之争，或避免在沮丧中为了寻求公正而进行反击。这能给你时间思考，并在别人试图说服你放弃他们的时候，重拾对他们的信任。

说出你的感受，要求得到你想要的东西，并不加指责地倾听。你的感觉会好起来，即便这改变不了你们之间的关系。

决定你怎么做，才能照顾自己的需要，设立你的界限，保持坚定而和善。这些办法也是对任何错误行为的积极主动的回应。即便你无法积极地影响与一个特定的人的关系，你也能在这个过程中练习这些在很多其他情形中对你都有帮助的技能。

互助解决问题的步骤

如果你学习过正面管教，你很可能参与过"父母帮助父母解决问题步骤"或者"教师互助解决问题步骤"。作为一名鼓励咨询师，在进行一些变更之后，你可以运用这些步骤帮助自己和他人感觉更好并做得更好。你可以让他们看到怎样寻找实际问题的解决方案，以便他们感受到鼓励并满怀希望前行。你注意过解决别人的问题有多么容易吗？原因很明显。当你不掺杂情绪时，你能够客观地从多角度看待别人的问题。正如你能轻松地帮助别人解决他或她的问题一样，你的一个朋友也能帮助你解决你的问题一样——通过运用解决问题的步骤。其诀窍是严格按照步骤来，并信任这个过程。

要运用这些步骤鼓励一个遇到问题的人。除了头脑风暴提出的建议之外，无需记录其他任何内容。这些步骤将使遇到问题的人形成一份行动计划。

如果你面对的是一群人，要确保每个小组成员都有一份互助解决问题的步骤，以便他们在你完成每个步骤时，和你一起做。现在，坐到一旁，问你的朋友以下问题。

行动计划——互助解决问题步骤[1]

1.在你面前放一份活动步骤，用白纸遮住其他内容，只露出第一步。每次露出一步，并读一下，以了解其中的信息。不要进

---

[1] 改编自琳·洛特和简·尼尔森的工作成果。——作者注

行分析，也不要增加任何不在这些步骤中的信息。

是的——不要分析！

2. 问遇到问题的那个人："你与谁或在什么事情上遇到了问题？"

3. 让她用一个词或一句话作为这个问题的标题。

4. 让她描述这个问题最近一次发生时的情形。要让她说出足够的细节和对话（像电影脚本一样），以便在后面的步骤中对这个问题做角色扮演。要问她："你当时做了什么？""对方做了什么？""然后发生了什么？""接下来又发生了什么？"

5. 问"你当时是什么感受？"如果她难以用一个词表达感受，请她参考"破译不当行为密码"表的 B 栏，从中选出一组最相符的感受。

6. 根据她表达的感受，利用上述那张表来猜测当时情形中另一个人的错误目的。

7. 问："你愿意尝试其他方法吗？"

8. 按照这个人描述的情形进行角色扮演。记住，要给出所有必要的信息，角色扮演可以短至一两分钟。让遇到问题的这个人扮演问题中的另一方，而你或其他小组成员扮演寻求帮助的这个人。

9. 在角色扮演之后，每个人分享自己在那个角色中的想法、感受和决定（要做什么）。

10. 在场的每个人为这个问题做头脑风暴，想出可能的解决方案。记录所有想法。在给出建议时可以使用表格中的 G 栏或参考正面管教工具卡。

11. 请遇到问题的这个人选择一个她愿意尝试一个星期的建议。

12. 按照所选的建议进行角色扮演，以便他们有机会练习。这一次，要让遇到问题的这个人扮演她自己。你或其他小组成员扮演问题中的另一方。然后，像第 9 步那样，询问角色扮演者的想法、感受和决定。

13. 问遇到问题的这个人是否愿意将这个建议实践一周，并在一周结束时与你们分享结果。

14. 对遇到问题的这个人刚才的付出表达感激。

实例

以下是运用这个流程帮助乔尔的过程，他们几个朋友正在学习《做你自己的心理治疗师》，而且定期聚会，互相提供支持并讨论各自的收获。

1. 在你面前放一份活动步骤，用一张白纸遮住其他内容，只露出第一步。每次露出一步，并读一下，以了解其中的信息。不要进行分析，也不要增加任何不在这些步骤中的信息。

是的——不要分析！

2. 问遇到问题的那个人："你与谁或在什么事情上遇到了问题？"

我遇到的问题是我没有能力控制自己的饮食。

3. 让他用一个词或一句话作为这个问题的标题。

我过于放纵自己。

4. 让他描述这个问题最近一次发生时的情形。要让他说出足够的细节和对话（像电影脚本一样），以便在后面的步骤对这个问题做角色扮演。要问他："你当时做了什么？""对方做了什么？""然后发生了什么？""接下来又发生了什么？"

我告诉自己，我要吃健康的食物，保持健康的饮食方式。在一定程度上我做得还不错，但很快又会沮丧或心烦意乱，并开始随心所欲地吃东西。

当我这么做的时候，当时会感到很满足，而下一秒会对自己很失望。我试图回归正轨并从积极的角度思考。我告诉自己："我犯了一个错，我可以再试一次。"但是，我很难克服对自己失望的感觉。

我花了相当多的时间痛责自己。我有一段时间或许什么都不吃。我重新对自己说："让我再试一次，希望我下次可以有办法停止这个行为。"

5. 问"你当时是什么感受？"如果他难以用一个词表达感受，就让他参考"破译不当行为的密码"表中的 B 栏，从中选出一组最相符的感受。

失望、挫败、期待、羞愧

6. 根据他表达的感受，使用上述那张表来猜测他的错误目的。

报复

7. 问："你愿意尝试其他方法吗？"

愿意。

8. 按照这个人描述的情形进行角色扮演。记住，要给出所有必要的信息，角色扮演可以短至一两分钟。让遇到问题的这个人扮演问题中的另一方，而你或其他小组成员扮演寻求帮助的这个人。

（因为这个问题涉及的是乔尔与他自己的关系，所以由琳来扮演乔尔的想法，乔尔则扮演他自己。）

琳（作为乔尔的想法）：嘿，你知道自己饿了。去吃些东西吧。

乔尔：不，这次我要吃更健康的食物。

乔尔的想法：真可笑。你只能忍一小段时间，最后还是要去面包房。直接省去这种痛苦，现在就去面包房吧。

乔尔：可是在那么做的时候我对自己的感觉糟糕极了。

乔尔的想法：以你现在的年龄，你根本不需要担心自己的体重，想吃什么就吃什么吧。

9. 在角色扮演之后，每个人分享自己在那个角色中的想法、感受和决定（要做什么）。

琳，作为乔尔的想法：我的想法是，这只不过是一场游戏，我可以永远玩下去。我感到决心要得到我想要的，最好是一些甜食！我决定要做的是折磨乔尔，直到我得偿所愿。这是我不需要思考就会做一个老习惯。

乔尔：我想的是，我已经完全被自己这个无意识的自我搞糊涂了。我感到很沮丧。我脑子里一直在左右摇摆，一会儿认为自己能够停止这个循环，一会儿又承认我永远都不可能解决这个问题。

10. 在场的每个人为这个问题做头脑风暴，想出可能的解决方案。记录所有想法。在给出建议时可以使用表格中的 G 栏或参考正面管教工具卡。

做一个特拉普派修道士，只能吃别人给他的食物；跟别人讨论这个问题，而不是自己想；加入一个匿名的过量饮食者互助小组；注册加入一个送货项目，只吃该项目送来的食物；告诉自己，你已经很大了，完全可以吃自己想吃的食物，不必为此担心；坚持你正在做的事情，期待暂时不起作用的做法最终会带来不同的结果；建立日常惯例。

11. 请遇到问题的这个人选择一个他愿意尝试一个星期的建议。

建立日常惯例

12. 按照所选的建议进行角色扮演，以便他们有机会练习。这一次，要让遇到问题的这个人扮演他自己。你或其他小组成员扮演问题中的另一方。然后，像第9步那样，询问角色扮演者的想法、感受和决定。

乔尔：我已经制定了一份惯例，我会坚持执行。

乔尔的想法：你知道自己做不到。你永远都做不到。

乔尔：当我欺骗自己的时候，最后都会感觉特别糟糕。我不想再欺骗自己了。

乔尔的想法：这有什么不一样的吗？

乔尔：我一下班就会坐下来写一份惯例。

乔尔的想法：这听起来很熟悉。我认为你很快会把它抛在脑后，然后旧戏重演。

乔尔：我一下班就会做；做完之后，我会给我妻子打电话。

13. 问他是否愿意将这个建议实践一周，并在一周结束时与你们分享结果。

愿意！

14. 对遇到问题的这个人刚才的付出表达感激。

琳：我感激你帮忙为《做你自己的心理治疗师》这本书提供了一个特别好的故事。我相信很多人都可以参考这个问题并且从

你的故事中得到帮助。我感激你在谈论这件事时的诚实。我知道
这很难。

提醒：你不一定总是能够改善所有关系

有些时候，你是无法恢复或改善与一个人的关系的。如果一
个人无法联系上，或不愿意以尊重的方式进行沟通，拒绝思考自
己的行为，不肯合作或解决问题，而且不做任何努力，你唯一的
选择就是鼓励自己。鼓励，不是一个操纵别人做你想让他们做的
事情的工具。相反，这是影响你的人际关系氛围的一种方式，这
反过来会造成——但不能保证——健康的互动。有些人不想改变，
无论你如何鼓励。

重要的是记住，沮丧的人在试图以无益的方式满足人际关系
中的需要时，他们的行为大多数都不是精心算计或事先计划好的。
一旦你理解了其行为的目的，当你自己和别人用沮丧的方式来达
到这四个普遍的人类目标时，你就能及时注意到。你就能够以鼓
励的方式回应，而不是被动反应。朋友、家人、讲习班的参与者们、
学生以及来访者都告诉我们，一旦他们理解了行为并非由感受、
环境或事件所造成，他们看待自己与别人互动的方式从此就永远
改变了。我们知道，要改变你的行为使其更能够鼓励自己和他人，
是需要你付出艰辛的努力并进行大量练习的。本书中的所有觉察
活动和行动计划都会帮助你以及你努力帮助的那些人取得成功。

第5周

乌龟，老鹰，变色龙和狮子，天啊！

你是狮子、老鹰、变色龙，还是乌龟？想要一探究竟吗？这是你作为一名鼓励咨询师将学到并用到的最有趣的概念之一。很多人都认为每个人都是一模一样的，并且认为如果别人的行为方式是你不喜欢的，就意味着他们是难相处的人。一旦你更多地理解了我们所说的"顶牌"（Top Card），你就会认识到四种不同的性格类型。要改善关系，每种性格类型所需要的关心和"给养"是不同的。这种了解将有助于你更接纳他人的现实和你自己的特质。

本周，你将发现，当感受到压力和恐惧时，你有时候会如何通过自我保护来阻止自己做出改变。你将学会如何识别自己的顶牌，理解当你使用它的时候会发生什么，并且认识到你可以通过面对恐惧来打破自己对于改变的抗拒。我们会让你看到，打出你的顶牌是如何影响你的重要人际关系的，并且我们会介绍一些能带来更多合作和更少对抗的做出改变的方式。一旦你能以这种方式更好地了解自己，你就会认识到你可以在多大程度上运用顶牌来鼓励他人。

是时候跳进来、飞进来、爬进来或游进来啦。为了识别你是哪种动物，你需要对"压力"有所了解。这是每个人都在使用的一个常见词，但通常与我们认为的不一样。下图表明的是我们对"压力"的理解：它是"你认为生活应该是什么样"与"生活实际是什么样"之间的距离。两者之间的差距越大，你的压力就越大。

你认为生活应该是什么样
————————————————————————
压力
————————————————————————
生活实际是什么样

我们提到的每一种动物处理压力的方式都是不同的。狮子可能咆哮或攻击；老鹰可能飞回巢里或在高空盘旋；变色龙会改变颜色来融入环境；而乌龟会游走或缩回壳里。在没有压力时，这些动物可能会展现出各种各样的行为，但他们在有压力时的做法

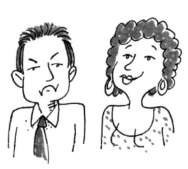

就是我们所说的"打出顶牌"。这就像你在扑克牌游戏中选择一张影响胜负的牌。这是一种自我保护的行为，是一种不加思索或计划的下意识反应。当生活与期望不符时，为了应对有压力的情形，狮子往往会寻求把事情做对，老鹰会寻求逃避现实并拖延，变色龙会寻求取悦别人，乌龟则寻求避免冲突。在有压力时，乌龟还可能咬掉同类的脑袋——或者猛咬一口让对方四处逃窜！

觉察活动——你是哪种动物?

这里有一种发现你个人顶牌的最快的方法[①]。在一张挂纸上画四个盒子。在每个盒子上画一些蝴蝶结。在每个盒子里标出相应的内容，一个盒子里装的是"压力和痛苦"，一个是"拒绝和争吵"，一个是"无意义和无足轻重"，最后一个是"批评和嘲笑"。想象这四个包裹被送到了你家门口。你的任务是把其中三个包裹拿进屋里处理里面的东西。你可以选

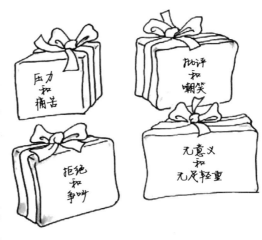

择将哪个留在门廊里不用打开，以便你永远不必处理其中的内容。

你会把这四个盒子中的哪一个留在外面不作处理呢? 不必多想。只需选出一个看上去最接近的。如果你认为自己选错了，稍后你可以改变主意。

如果你选择了"压力和痛苦"，你的性格类型就是乌龟，你的顶牌被称作"安逸/逃避"。你选的是"拒绝和争吵"吗? 如果是，你的顶牌就是"取悦"，你就像变色龙。对于选择了"无意义和无足轻重"的人来说，你们是狮子，你们的顶牌被称作"力争优秀"。最后，选择了"批评和嘲笑"的人是老鹰，你们的顶牌是"控制"。

---

① 洛特在 1970 年代中期从 Bill 和 Mim Pew 那里学到了该方法，此后便一直和别人分享她自己的版本。——作者注

在你改变主意之前，要审视一下第 96 ~ 99 页顶牌表。如果在看了你选择的那张牌之后，你发现表格里的信息似乎不适合自己，那就继续看，直到你发现最符合你对自己认识的那张牌。大多数人在看了这个表格之后都能比较容易地发现自己符合其中的某一个。如果你依然很困惑，那就简单选择任意一张牌作为假设。以后你可以随时重新选择另外一张。

人们经常问自己的顶牌是否会改变。如果你一开始选择的顶牌不对，它会改变。但是，一旦你将自己选择的范围缩小到某一张牌上，它就不大可能会改变了。然而，你可能会有第二张牌，会在自己没有压力时打出来。这张牌是你平时的风格。有时候，这张牌反映的是你会把哪个包裹留在门廊上时的第二选择。

觉察活动——使用顶牌表

如果你还没有看顶牌表，现在就是一个好机会。圈出每一栏里符合你的那些特点。想一想你的顶牌动物，以及你们都具有的特征。要提醒自己，你的顶牌没有好坏之分，但对顶牌的觉察对你很有帮助。

觉察活动——缩小压力[1]

这里有一个帮助你减轻压力的简单活动。拿出一张纸。在这张纸的上方，用几个词写出你认为生活应该是什么样。在这张纸的下方，写出生活实际是什么样。注意这两种描述的区别。它们离得有多远？它们之间的"距离"就是你的压力水平。如果它们

---

[1] 感谢简·尼尔森的工作。——作者注

差异很大——对大多数人来说都是如此——试试这样做：

1. 把这张纸的下半部分往上折，使"生活实际是什么样"紧贴到"生活应该是什么样"的下面。

2. 现在，你看到这两张"图"紧挨上了，你有什么感受和想法？此时，大多数人都会开始大笑并且感觉平静多了。很多人会说出这样的话："我不再为此困扰了，我要接纳事情实际的样子。"

当你打出自己的顶牌时

只要你能感受到归属感和价值感，你的行为方式就会既满足情形的要求，又对自己和他人有益：你就是在运用自己的顶牌的优点。当你认为自己的归属感和自我价值感受到威胁时，你会感到压力和恐惧，并且会本能地做出反应，以保护自己。你会表现出自己的顶牌的缺点，以试图保护自己并保持自己的归属感和自我价值感不受损害。不幸的是，在这么做的时候，你就会让自己得到那些你力图避免的东西（压力和痛苦、无意义和无足轻重、拒绝和争吵，或批评和嘲笑）。如果你的顶牌是安逸／逃避，你会通过避免处理一些情形来寻找一个舒适区。如果你的顶牌是控制，你会试图控制自己的感受、情形或其他人。如果你的顶牌是取悦，你会试图弄清楚怎样才能让别人高兴，以满足他们的心愿。最后，如果你的顶牌是力争优秀，你会努力把事情做到非常优秀或完美，从而找到意义和重要性，或者你会试图让别人看到或去做你认为重要的事情。

你的顶牌显示了你最害怕的是什么，以及当你相信这些恐惧已经发生或即将发生时，你会怎么做。它是你的优点的一览表——

顶　牌

如果你选择	你的个性性格类型就是（你就像变色龙）	当你有压力时你就可能会	当你没有压力时，你有很多优点和天赋	你可能会招致或需要努力解决的一些问题	当有压力时，你需要从别人那里得到	你需要努力的是	你期望的是
拒绝和争吵	取悦（你就像变色龙）	行为友好。嘴上说"是"，而意思是"不"。让步。更繁心别人想要什么，而不是你自己的需要。说闲话。经常能看到和事的积极面。当你不直接面对，并让每一个人高兴。试图解决每一个问题，是让每一个人高兴的人。尽求别人的感激。不被欣赏。不愿抱怨。包容。恳求工作，努力工作。小题大做。变得很沉默，就像聚光灯下的一只鹿。超级理性，并逃避自己的感受。发牢骚，或为自己感到难过。	对别人很体贴。有很多朋友。愿意愿意帮助别人。温和。协调。喜欢人们依赖你。能帮助人和事们自己的需要。	当别人不感激你为"他们"所做的一切时，会招致跟你联系，并报复循环，让别人觉得受到了你的拒绝。当人们没有读懂你的心思并满足你的愿望时，你会感到愤恨和被忽视。你会因为在做得不好时想显得好，而让自己陷入麻烦（至少我感到内疚，所以这又能让我成为一个好人）。没有自我意识，不知道什么能让自己开心（希望别人能读懂你的心思并取悦你）。	告诉你他们有多么爱你。经常跟你联系。表现出欣赏。表现赞同。让你说出自己的真实感受，不会嫌人麻烦。	更加坦率和真诚，并说出你的想法和感受。想说出"不"时就说"不"。要允许别人感觉他们的行为只与他们自己有关，而与你无关。花一些时间独处，放弃取悦每一个人。问别人什么事让他们高兴，而不是由你来决定。不要害怕寻求帮助或问别人的想法。	在别人的掌声中做你自己想做的事。接受别人喜欢你，并要灵活。别要心，人关心你，并且不发生争吵。

续表

如果你选择	你的个人性格类型就是（你就像个老鹰）	当你有压力时，你就可能会	当你没有压力时，你有很多优点和天赋	你可能会招致或需要努力解决的一些问题	当你有压力时，你需要从别人那里得到	你需要努力的是	你期望的是
批评与嘲笑	控制	隐忍。指使别人。组织。不争论。等着别人来哄劝你。各种感受都闷在心里。考虑周到。抱之后才行动。把怨、叹气、愤怒。解释或辩解。参加体育活动。竖起一道无形的墙。	好的领导者和危机管理者。自信。坚持不懈。高组织能力强。遵守法律。不达目的不罢休。能够把事情完成并得到控制。能掌控局面。耐心地对待。当你不寻求控制时，是一个宽容而和平的人。	缺乏自发性。不易接近。与人情感疏远。希望能不让别人发现你的弱点。招致权力之争。当你受到批评时，会逃避处理问题。变得戒备心太强，而不是坦诚。有时会等待别人的认可。喜欢批评和挑毛病，尽管你不喜欢别人这样对你。	说"可以"。给你选择。让你主导。问你的感受。给你时间和空间理清自己的感受。	要提醒自己，对别人没有责任。别再试图防止不好的问题，并迈出行动的一小步，停下来，而不是想要退缩，并提出什么，并寻求帮助来。倾听要求戒备和选择，授权。要有好奇心。	处于控制地位，即便做做得更好。得到尊重。更巧妙。得到忠诚。要求别人对你有信心。并允许你做自己想做的事。能有选择，并按照自己的节奏做事。

续表

如果你选择	你的个人性格类型就是	当你有压力时，你就可能会	当你没有压力时，你的很多优点和天赋	你可能会招致或需要努力解决的一些问题	当你有压力时，需要从别人那里得到	你需要努力的是	你期望的是
无意义和无足轻重	力争优秀型（你就像一只狮子）	贬低人和事。批评自己。说自己活得荒谬。纠正别人。过于疲劳。承担太多的工作。担心自己不是总能做得更好。按照"应该"做事。大叫或向别人抱怨。全力以赴并固执己见。变成有深度和重要的专家。寻找支持者。无论是否必要都争吵。	知识丰富。精确。理想化。能完成很多事情。让人开怀大笑。寻找到很多赞扬和奖励。不必等待。别人告诉你，就能把事情完成。做事很有自信。当你不寻求地位时，能够成为一个很有深度和重要的人。能激励别人。	疲倦。负担过重。让别人觉得他们无能和不重要。被看作一个无所不知或粗鲁、无礼的人，是对的。而自己不知道这是一个问题。求远不开心，因为你认为自己应该做得更多或更好。不得不忍受自己身边很多不完美的人。有时候，你什么都不做，花太多时间怀疑自己的价值。	告诉你有多么重要。感谢你的贡献。帮助你从迈出一小步开始。告诉你，你在需要信任别人的时候要信任别人，包括信任你自己。告诉你，是对的。你很特殊，你很重要。	别再寻找需要责备的人。要开始寻找解决办法。审视一下自己拥有的，而不是没有的。对别人表现出兴趣和好奇。去散步，运动，吃一些健康的饮食。	通过证明你的价值，得到他人的感激和认可。情感联结。别人认可你做得对，并认可你的重要影响。

续表

如果你选择	你的个人性格类型就是	当你有压力时，你就可能会	当你没有压力时，你有很多优点和天赋	你可能会招致或需要努力解决的一些问题	当你有压力时，需要从别人那里得到	你需要努力的是	你期望的是
痛苦与压力	安逸或逃避型（你就像一只乌龟）	开玩笑。变得理智。只做你已经能做好的事情。逃避新体验。选择阻力最小的路径。让事情半途而废。逃避风险。隐藏起来，让别人发现不了你。过度反应。抱怨。哭泣。大叫。无气和娇纵别人。不寻求帮助。缩回到自己的壳里。像乌龟一样，突然攻击。封闭自己的心扉。	人们喜欢和你在一起。灵活。非常有创造力。能做好你该做的事。寻找和自己的需要相处。能得到别人的帮助。让别人感到舒适。当你发现自己不寻求安逸时，能够成为有勇气和魅力的人。	遭受无聊之苦。懒惰，效率低。难以被激励。不做自己该做的事。招来特别的关注和服从。担心很多事情，但没有人知道你有多害怕。因为在与人接触中分享的一些事情而吃亏。遇到不舒服的情形会变溜头，而不是直面问题。等待被人照顾，而不是独立。会让人感到烦恼和无聊。	不被干扰。请你发表看法。静静地倾听。给你留出空间。表现出信心。致同你小步前进。	为自己制定日常惯例。到场并坚持在那里，即使你一开始只是在旁边看。让别人说出来，并问问题，或说出你想要什么，是这想。让别人按照你的节奏与你一起做事，直到你觉得舒适。与别人分享你的天赋。	让事情变得就像看上去那么容易。别人不打扰你，有你自己的空间和步调，你不想争论。

你最可爱和最好的那些方面——也是你的缺点——你会"搬起石头砸自己脚"的一些行为方式——的催化剂。对于顶牌的理解，有助于你知道如何基于每个人的不同给予他们鼓励，以及按照适合你自己的方式向别人请求鼓励。你会停止与别人作比较和感到绝望，因为你会认识到每个人都有优点和不足、长处和短处，以及需要改进的地方。

你是如何学会打出顶牌的

花些时间观察婴幼儿。你会注意到他们怎样观察身边所发生的事情、尝试一些事情，并在之后研究他们得到的回应。由于他们只有很少的生活经历或语言能力，他们对自己、别人和世界得出的结论或做出的"决定"是以自己的感受以及他人的姿势和声音为基础的。当他们感觉到不舒服或受威胁的时候，他们会做出相应的行为。

例如，一个孩子可能会躲到父母身后，以避免尝试新事情（安逸／逃避型）。另一个孩子在因某种行为而受到斥责时，可能会感到羞辱，会躲回到自己的房间，以避免受到更多批评（控制型）。第三个孩子可能会努力表现得可爱迷人，以便让别人微笑而非皱眉（取悦型）。第四个孩子在把颜色涂到线条外面时可能会沮丧地大哭，并且拒绝继续涂色（力争优秀型）。

像这些孩子们一样，你在五岁之前也形成了一系列的应对行为。你可能会模仿你看到的身边人的行为，或者，通过试错过程，你完善了一些你认为能够保护自己的归属感和自我价值感的行为。每当你感觉受到威胁时，你就会做出这些我们称之为"打出你的顶牌"的保护性举动。

如果安逸是你的顶牌，你可能会相信，如果某件事压力太大，或太痛苦或难度太大，那么，你就胜任不了这份工作，而且不可能获得归属感和价值感。如果控制是你的顶牌，并且你认为有人批评了你，那么，你会觉得你可能没有自己认为的那么优秀而感到羞辱，并因此认为你不可能获得归属感和价值感。如果你的顶牌是取悦，当别人对你或你的行为不高兴的时候，或者当你认为自己被拒绝的时候，你可能会确信自己失去了归属感和价值感。如果你的顶牌是力争优秀，你可能会认为，如果你无足轻重或者生活毫无意义，你就不再有归属感或价值感了。你会越来越擅长于自己的行为，以免失去归属感和价值感。现在，在对压力、恐惧或感知到的威胁做出回应时，你会自动地采用同样的这些行为。

你拥有的技能越多，你的生活就会越顺利。然而，当你打出自己的顶牌时，你会反应性地陷入自动的、自我保护的行为中，并且你会限制自己学习新技能的能力。你可以采用的选择会更少，而生活会有更大的压力。当你在毫无觉察或不知道的情况下打出自己的顶牌时，它就会给你带来反作用。当你打出自己的顶牌，而不是面对自己的恐惧时，你最终会体验到自己正在努力逃避的东西。

行动计划——面对你的恐惧

一旦学会了识别自己的应对行为，你就能在自己做出这种行为时及时发现并面对自己的恐惧，而不是自动地继续。其方法如下：

第 1 步，问你自己："我的恐惧是什么？"

第 2 步，然后，问你自己："如果我恐惧的事情成真了，最坏的情形是什么？"

第 3 步，最后，问你自己："如果出现了最坏的情形，我有能力处理吗？"

第 4 步，如果你的答案是肯定的，你很可能已经感觉好多了，并且看到了你在自动地陷入顶牌的行为时看不到的新选择。

但是，让我们假设你的答案是否定的——你认为，如果你恐惧的事情成真了，你没有能力处理。或者，到第 4 步的时候，你的感觉没有好起来，或没有看到更多的选择。如果你遇到了上述情形，或者你只是想更深入地了解自己的恐惧，你可以按照下面的方法做：

1. 回到第 1 步，问你自己："我在害怕什么？"

2. 把答案写下来。

3. 这时，问你自己："这对我会造成什么困扰？"

4. 把答案写下来，在你看答案的时候，要问自己："……而这又会对我造成什么困扰？"

5. 把答案写下来，在你看答案的时候，再次问自己："……而这又会对我造成什么困扰？"

随着你的逐渐深入，你的答案最终会不断地回到同样的问题上，即与四个目的中的一个或几个有关的问题：认可、权力、公平，以及能力（见第 4 章）。一旦你理解了自己的恐惧，你就能够面对它并看到自己的选择。作为一名鼓励咨询师，你可以在看到别人打出他们的顶牌时，问他们这些问题。

行动计划——面对顶牌行为的主动回应

下一次，当你面对一个人并感到愤怒、伤心、失望或无助的时候，不要辩解，而要问对方是否感觉受到了威胁或害怕什么事情。通过积极主动而非被动反应，你或许能帮助对方从感觉受到威胁，变为感觉受到支持。要确保你认真倾听他们的回答，而且不要认为你必须解决或证明任何问题。只需要倾听，并感谢对方告诉你。

这里有一些很好的方法，能让你改善与那些正在打出他们的顶牌的人的沟通和关系。① 如果你不确定如何识别对方的顶牌是什么，请参见第 96~99 页的表格。

老鹰：要承认你无法强迫任何人做任何事，但要请对方帮助你找到一个对你们双方都有用的解决方案。闭上你的嘴巴，决定你要怎么做，然后行动——坚定而和善地。让对方参与建立惯例，并做到坚持到底。表达爱和关心。

狮子：承认任何积极的尝试，无论有多微小。消除所有对完美的期待。关注优点。不要放弃。与对方定期共度特别时光。帮助他找到做出贡献的途径。表达爱和关心。

乌龟：化消极为积极。微笑，而不要迷恋于总是做出让对方舒适的行为。要避免给予特别服侍。要坚持你的界限和价值观。给对方安慰；表达信任，并为对方的贡献表达感激。共度时光。

变色龙：要避免回击。在等待对方冷静下来时，要保持友好。认可对方受伤的感受。运用情感真诚说出你自己的感受。反射式倾听。合作，一对一解决问题。显示出你的关心，并鼓励对方。

---

① 感谢来自 Parenting Partnerships, Inc. 的 Deb Cashen 分享这部分信息。——作者注

顶牌动物可以帮助你改变！

我们的一位同事史蒂夫·卡宁厄姆向我们介绍了这些顶牌动物，我们非常感激他的幽默和思路清晰。把你自己比喻为一种动物，能帮助你理解、笑对并改变自己的行为。我们问过各种顶牌的人，是什么帮助他们做出了改变。在你读他们告诉我们的故事时，要特别注意你怎样才能提高自己并赋予自己力量。要记住，适用于和你拥有同样顶牌的人们的每一件事情并非都适用于你。然而，通过辨别哪些适合，你将学会识别自己的应对风格是什么。

"我能"

乌龟：以安逸为顶牌的人

如果你的顶牌是安逸，你和乌龟有很多共同点。乌龟喜欢按照自己的步调行动。它总是安逸地待在自己坚硬的壳里，在受到敌人攻击时也很安全。当受到威胁时，它会缩进去，或为保护自己而猛咬对方一口。乌龟们已经数百年都没有改变了，整天躺着晒太阳或者慵懒地游泳。"慢但稳步地赢得比赛"描述了乌龟以没有压力的方式处理事情的能力。乌龟能够专心地完成比赛。这听起来熟悉吗？

乔安妮在感觉受到威胁时，会打出安逸／逃避的顶牌。即便当她不同意别人的观点时，她也会支持对方，而不是让对方为难。她喜欢别人讲个不停，尽管她经常在自己的脑海中滔滔不绝。乔安妮的想法没有问题，但是她退缩、隐藏并屏蔽了自己，以避免引起任何人对她的仔细观察，只是为了防止自己可能会出错。我们发现很多以安逸/逃避为顶牌的人都会拿自己与那些很优秀的人做比较，并认定自己不可能做得那么好或那么完美。像乔安妮一样，他们会退回到自己的舒适区，而不是尝试新事物。

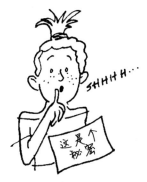

乔安妮相当墨守成规、自立、独立、稳定、平和并且温柔。她很少要求别人帮忙。她很随和，并且会照顾自己和自己的需要。就像乌龟总是背着自己的房子一样，乔安妮无论到哪里都有能力确保自己有在家一般的舒适。她喜欢帮助别人感到舒适，只要他们不走出她的舒适区（做一些她预料之外的事）。如果有人试图把乔安妮从她的"壳"里拽出来，她就会像一只咬人的乌龟那样"咬掉对方的脑袋"，让对方退回去，以便她感到安全。

有时候，大家会认为乔安妮是一个懒惰或消极的人，尤其是在他们没有意识到她有多么害怕的时候。当乔安妮看着玫瑰丛的时候，她通常注意到的是刺。乔安妮会为了让每个人都舒服而以解救、提醒、转移目标或保护别人，来打出她的顶牌。结果，她身边的人都指望她满足他们的需要，并且为他们做他们自己能轻松完成的事情。这种纵容别人的倾向造成的结果正是她所努力避免的：巨大的压力和痛苦。乔安妮最终会抱怨自己一事无成，并且对自己和自己的人生感到厌倦。

从被动反应走向积极主动

当你发现自己像乔安妮那样打出安逸/逃避的顶牌时，这里是一些你可以一步一步地做出的改变。你可以从前面表格中的"你需要努力的是"这一栏找一些建议。要从期望别人处理他们自己的事情开始，即便起初这会让你感觉不舒服。你最好的心理治疗方法就是不断地提醒自己，你和别人都有能力一步一步地学会新的事物。要相信自己迈出第一步的能力。要在各种场合露面并坚持下来，即便刚开始只是作为旁观者。你可能需要为自己建立一个惯例或目标，或者强迫自己尝试新事物。不要害怕与别人沟通，要让他们知道你想要什么。要问问题。说出你的感受。但是，最重要的是——要看重你自己。你很优秀！

老鹰：以控制为顶牌的人

"我可以做我想做的事"

如果你最想避免批评和嘲笑，那么你的顶牌就是控制，而你就像一只老鹰。老鹰有着锋利的爪子、钩状尖喙和巨大的鹰翼，显得强壮而有力。然而，它们并不像看上去那么凶猛。老鹰会在其他动物难以接近的地方筑巢，非常隐蔽，并且有距离的保护。当老鹰飞回巢里藏身时，其他动物没有机会接触到它们，只能等待它们飞下来。飞在高处，老鹰能在行动之前看清整个地形，没有什么能逃得过它们敏锐的"鹰眼"。你有这些特点吗？

当豪伊打出他控制型顶牌时，他会努力掌控每一种情形，以便自己最终不受到批评或嘲笑。尽管他极其有条理，每天都会列一串清单，但当事情让他感到难以招架而要失控时，他往往会拖延。通常，他会坐在电视机前面，而不是处理成堆的待办事项。

当事情突然交给他，或有人指望他按照命令去做而不给他思考和准备的时间时，他会感到最不舒服。他讨厌由别人来告诉他怎么做事，因为这暗示着他没有能力。当被问到他不知道的事情时，他会感觉措手不及和受到了羞辱，所以他会争论或假装自己知道。

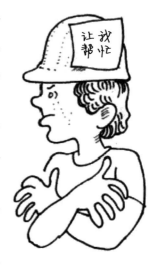

豪伊在一个组织的董事会担任重要工作。他能掌控局面，解决问题，完成任务，而且通常能够得到自己想要的结果。虽然他更喜欢提前计划，但在出现危机时，他也是一个优秀的管理者；他会迅速介入，果断而有力地把事情做好。如果有必要，为了得到他想要的东西，他也能耐心等待。

同时，董事会的一些同事抱怨豪伊颐指气使、戒备、傲慢自大，并且缺乏灵活性。为了防止别人发现他的弱点，他有时会给人留下拒人千里之外的印象，有时控制欲很强，有时缺乏主动性。他需要在控制一个局面之前得到许可，而有时永远得不到。

我们发现行为像老鹰的人往往会专制，为了保持事情处于控制之中，他们会试图控制别人的行为和生活。就像豪伊一样，他们更喜欢自己做事，并难以向别人授权，因为他们不信任别人能以正确的方式做事。当豪伊这样做时，他就会招致别人的反抗和抗拒，进而导致权力之争。

豪伊倾向于压抑自己，不与人分享自己内心最深处的想法和感受，这导致他缺乏亲密关系。他发现，由于害怕与人分享信息或说出实情，他很难拥有满意的人际关系。很少有人看到过老鹰

"亲密接触"。如果豪伊和其他老鹰型的人通过保持沉默、飞走或压抑情感的方式处理冲突，他们最终往往会承受巨大的身体压力，而这种压力会以某些身体症状和疾病的形式表现出来。

从被动反应走向积极主动

如果你的顶牌是像豪伊一样的控制型，并且如果你愿意改善自己的人生，你需要把你的情况、你有什么感受、你有什么想法，以及——最重要的是——你的需要，告诉别人！或许你害怕暴露自己或失去控制，但是对于和你一样以控制为顶牌的人来说，说出你的真实感受并说出你想要什么，是最好的心理治疗方法。要提醒自己，你不需要对每个人都负责任。别再担心你没有的问题。要倾听，而不是戒备。要授权。请求帮助。当控制型的人学会小步前进时，他们的生活就会变得越来越好。最重要的是——每次完成一步。

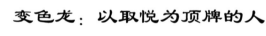

变色龙：以取悦为顶牌的人

"我很好"

如果你的顶牌是取悦，仔细想想变色龙，你就能更好地理解自己在有压力时的行为。变色龙对环境因素敏感，比如光线、温度或情绪（尤其是惊吓），它的第一道防线是变换各种颜色，以便与周围环境融为一体。如果威胁还在，它就会冲上去猛咬对方的腭部。如果仍然受到威胁，变色龙就会钻进裂缝藏起来，谁也动不了它。如果受到攻击，有些变色龙会留下自己的尾巴迷惑入侵者，自己则趁机逃生。之后，它们的尾巴还会长出来。变色龙是非常认真的观察者——它们的两只眼睛可以各自单独转动，使它们能观察到周围所发生的一切。听起来像你吗？

普丽西拉是"变色龙女王"，经常打出取悦型的顶牌，以避免拒绝和争吵。她被看作是一个友好、灵活而体贴的人。她最不希望的就是自己的行为让别人生气或不喜欢她。

普丽西拉经营一家一个人的平面设计公司，她更担心别人想要什么，而不是她自己的需要。她不遗余力地让事情看上去很好，并且远离麻烦。她并不是总能信守承诺，因为她承诺的事情太多了，根本不可能全部如期完成。有时候，当客户希望普丽西拉运用她的才能和知识为他们提供想法和选择时，她会因为等待客户的意见令他们气疯。

另一方面，普丽西拉的一大优点是对周围的人极其敏感。她有很多客户和朋友。她的包容性和适应性很强。因为她能读懂别人，她能设计出客户喜爱的作品。他们经常说普丽西拉擅长于捕捉到他们最好的方面，并能在标识和设计中反映他们的特色。然而，同样的敏感性也会给普丽西拉造成痛苦；她很容易受到伤害，因为她把所有事情都看作是针对她个人的。

普丽西拉还经常因为她的优柔寡断和变色龙一般的易变激怒别人。她在大多数时候都会让步，并在之后别人不反过来迁就她时心生怨恨。她不会公开说出来，而是在背后说对方，或偶尔以愤怒作回应。当她身边的人注意到她的精力或心情变化时，他们不得不猜测是怎么回事，或者尽力劝普利西卡告诉他们；她会说一切都好，即便事实并非如此。因而，由于不确定她到底怎么了，大家不知道如何才能让事情变好。

从被动反应走向积极主动

像普丽西拉和其他变色龙一样，如果你愿意做出改变并且少遭到一些拒绝，你就需要相信别人有能力解决他们自己的问题。你可以通过情感真诚——说出你有什么感受和需要——避免大多数问题。当你与一个人之间出现问题时，不要跟别人说这个人的闲话，去找这个人直接沟通并且做到情感真诚，是最有效的做法——而且越早越好。要会说"不"，并且说到做到。要允许别人有他们自己的感受，让别人为他们自己的行为负责，而跟你无关。要给自己独处的时间，并放弃试图取悦每个人。

变色龙可能会很挑剔，并喜欢事情按照特定的方式进行——也就是他们自己的方式。这似乎与他们取悦别人的愿望相反，但是，他们对变化是高度敏感的。当取悦自己的需要比取悦他人的需要更强烈时，变色龙型的人为释放自己的压力，会挑剔别人。他们需要学会如何把自己的困扰告诉别人，而不是采取拐弯抹角的行动。最重要的是，诚实是变色龙做出改变和开启新生活的关键。

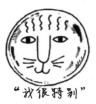

"我很特别"

狮子：以力争优秀为顶牌的人

如果你的顶牌是力争优秀，把你的性情想象成狮子一样，能让你形象地理解自己应对压力的方式。狮子拥有的特性是相互矛盾的。在愤怒或饥饿的时候，狮子会极其迅速和凶猛。但在其他时候，它们会成天躺着睡觉。狮子经常大声咆哮，但也容易像一个巨型的小猫那样发出咕噜声。狮子会一起捕猎，但它们也会以突然袭击的方式单独出击。人们对于狮子的认识要么是丛林之王——骄傲、狡猾且强壮——要么是动物园中的困兽。哪些特性是符合你的？

帕布罗的顶牌是力争优秀，他不会把时间浪费在无足轻重的事情上。他会回避那些暴露自己的不完美的情形。他的母亲不断地指出他没有履行帮忙做家务的承诺。所以，帕布罗会躲着妈妈，更喜欢花时间做对自己重要的事情。他知道自己在健身俱乐部里能成为举重最优秀的人，或者在足球场上成为孩子们最喜欢的教练。

帕布罗像所有以力争优秀为顶牌的人一样，看待事情比较极端。像趾高气扬的狮子一样，以力争优秀为顶牌的人从不向对手妥协，无论对方是父母、配偶、某个重要的人、上司，还是客户。

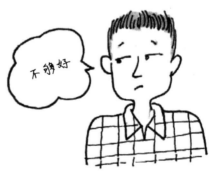

帕布罗看上去自信十足，在那些对他重要的事情上，他是能干、成功和积极主动的典范——即便他不得不每时每刻都努力让自己更完美。他对自己和他人都有很高的标准和期待。在做他认为重要的事情时，他的认真和热情尽显无遗。他很可靠，会努力工作并完成目标。例如，他会连续几个小时阅读健身、足球策略和教练方面的杂志和培训手册。

就像狮子一样，帕布罗和其他以力争优秀为顶牌的人就代表着极端。由于自身的工作能力和卓越标准，帕布罗经常闷闷不乐，认为自己应该做得更好。他经常感到不堪重负，承担过多。有时候，他甚至感到起床都很难，因为无论他已经做了多少，都永远感觉做得不够。

这时，"应该"开始主导他的生活：他当初应该做一名职业足球运动员。他当初应该上大学并取得运动生理学方面的高等学位。他现在应该挣更多的钱。他应该搬出妈妈的家。然后，他会为自己的这种担心责备自己，因为这听起来太物质主义了。当妈妈问他找工作和找自己的住处是否有进展时，他像一头狮子一样愤怒地咆哮，而不是解决自己的难题。

别人承认帕布罗对足球和举重很精通。尽管帕布罗慷慨地与人分享他的知识，但他很难忍受周围的不完美。他总是试图"纠正别人"，因此往往给人留下挑剔和自以为无所不知的印象，导致别人感觉能力不足。

从被动反应走向积极主动

如果你的顶牌是力争优秀，并有狮子一样的行为风格，重要的是要放下"你是唯一正确的"信念。看事情和做事情有很多不同的方式。比如，召开家庭会议和小组会议，让每个人都有机会发表观点，就能为所有的想法得到重视和表达提供一个论坛。我们建议你立刻开始这么做。在会议上，要确保你先问其他人的想法，而不要先把你的想法告诉别人。要停止寻求责备，并开始寻找解决方案。在应该信任时，要给予信任。要关注你拥有什么，而不是缺少什么。要通过散步、做运动或者吃健康食品，在你的生活中找到平衡。大多数以力争优秀为顶牌的人不承认他们难以共情，但最重要的是，他们必须通过表现出对他人的兴趣、对他人的好奇以及倾听他人的想法，努力与他人共情。

觉察活动——顶牌的优势和不足以及改进步骤

一组老师参加了一整天的"教室里的正面管教"讲习班。他们按照顶牌分成小组，并就他们在班级里的不足和优势，以及作为老师他们的顶牌的不足做了头脑风暴。（即便你不是老师，也可以参考他们的结果，这或许并不奇怪。）你可能也想做这个觉察活动。在头脑风暴出这两个清单之后，他们让透过不同的滤镜看这个世界的人——有不同顶牌的人——对于他们在班级里可以做出的改进给予反馈。他们的清单如下：

控制型的优势：能通过建立惯例和良好的组织承担起责任；能同时处理多项任务，完成大量工作，并与不同的群体合作；能够保持秩序、安全和急救措施的危机管理者；能够临场发挥，思维敏捷，随时解决问题；可靠；值得信赖；对别人有耐心；能够为自己留出时间。他们的口号可能是：关于我也就这么多；你觉得我怎么样？

控制型在班级里的不足：招致权力之争，会通过推迟批改作业或做计划进行拖延；待做事项堆成小山；感到不堪重负；评判和挑剔；对自己没有耐心；对自己期望过高；退缩；小题大做；处理别人的问题，而不是自己的问题；颐指气使；当孩子们不专心听课或吵闹时容易慌乱。

其他顶牌的人给出的建议：直接告诉我们你想要什么，以便我们知道如何对待你并解决问题。当你感到不堪重负时，直接告诉我们，而不是用行为表达。得到的回应是："但愿我们能做到。"

取悦型的优势：能让事情变得好玩，并想办法吸引大家参与，让学习轻松有趣；能共情，并花时间倾听和理解别人的需要，满足他们的需要；给予大量的鼓励，让人有积极性；给予希望；不抱怨，强调每一天都是新的开始；好的倾听者；思想开放，通过引导来激发别人发表见解，尊重别人的观点；愿意承认错误并道歉。

取悦型在班级里的不足：不总是那么开放和坦诚；隐瞒自己的观点或想法，因为他们希望能被人喜爱；从冲突中撤退，在遇到问题时假装什么事都没有；关注于取悦最消极的学生，结果占用了表现好的学生的时间和精力。

其他顶牌的人给出的建议：说出你的想法，并记住别人喜欢你，无论你的观点如何。要勇敢，做一个深呼吸，并说"不"。

力争优秀型的优势：无所不知；有明确的界限；能让每一件事情都完成；不断调整，让事情变得更好；爱思考，宽容，有创意，幽默；高标准。

力争优秀型在班级里的不足：有时不听或不认可别人的专业意见；完美主义；期待过多；不寻求帮助；举止粗鲁或无礼；因为没有做好应该做的事情而崩溃；逃避令人不舒服的任务；争强好胜；给自己和学生施加太多压力；无法容忍不努力的学生，或被他们看作是自大或懒惰的学生。

其他顶牌的人给出的建议：让别人在你打出顶牌的时候告诉

你，以帮助你意识到自己的行为；使用"我注意到"这种表达方式，而不是批评或评判。允许孩子们犯错并再次尝试。

安逸型的优势：灵活；良好的界限；积极主动；建立情感联结，能共情——理解他人。

安逸型在班级里的不足：逃避某些情形；贸然下结论；总是在想将来可能的结果；突然改变正题；有时前后不一致。

其他顶牌的人给出的建议：尽量减少逃避行为，并培养一致性，分享真实的感受。

行动计划——果敢自信

这里有一个练习果敢自信的简单方法：如果你有心事，就把这件事向需要听到它的人大声说出来。果敢自信并不是一种改变他人的策略（尽管这个练习可以带来改变）。果敢自信不同于咄咄逼人，后者的行为目的可能是你要赢或证明你是对的。顶牌不同的人对世界的看法不同，所以，果敢自信是让别人知道你的看法，而不是让别人通过想当然来猜测的好方法。没有人会读心术。

改变的最后环节——"花时间训练"——是你用来学习新技能或新模式的时间。这是你用在将自己的计划付诸行动——练习相应的步骤并看看它们感觉什么样，感到笨拙，感到轻松，然后允许自己不那么完美——这整个过程中的时间。没有哪个人在决定做出一些改变之后，就能立刻让所有事情就序。如果没有训练的时间，你开始计划的改变很快就会瓦解。

觉察活动——顶牌的保险杠贴纸和个人简介

顶牌提供了一些好玩而充满乐趣的活动的机会。你的学习过程不必那么痛苦！在我们的讲习班中，参与者经常会让我们看到如何运用幽默和夸张帮助揭示顶牌的缺点。虽然有些信息可能看起来是负面的，但大多数参与者都告诉我们，他们喜欢打出自己的顶牌的方式。这些活动有助于你进一步了解自己和他人。我们建议你两个活动都做。它们简单而充满乐趣。

1. 看看下页顶牌的保险杠贴纸。其中列出了讲习班参与者们想出的各种各样关于顶牌的贴纸和座右铭。把符合你的那些圈出来。看看你能否对这份清单做一些补充。

2. 看看下面顶牌的个人简介。如果你正在某个在线交友网站上写自己的简介，它会是什么样的？假装你在正写一份反映自己顶牌的个人简介。你可以随意参考其中的样例。

顶牌的个人简介

安逸型

美丽、单身和软壳的乌龟寻找未婚成年伴侣，18 岁以上，敏感，有吸引力，有智慧，同样的壳状结构。我拥有卓越的沟通和倾听技巧，无不良嗜好，健康状况良好。我还拥有一处僻静的住所，内有热水浴缸、健行步道以及冥想区域。在双方意见一致的情况下可以考虑共享一壳；愿意签订同居前协议。

顶牌的保险杠贴纸

安逸	控制	取悦	力争优秀
忘掉收获，就不会有痛苦！	我们知道答案了。	我们的目标是取悦。	我一个小时做的事比你一天做的都多。
做得越少……压力越小。	我需要你的帮助？不！	告诉我你要什么。	没有人能做得比我好。
别碰我的尾巴！	一切尽在我的掌控。	你的快乐就是我的快乐。	我宁愿选择正确，而不是快乐。
如果它没坏的话……	跟我来，由我掌控。	我们不支持任何事。	我们是第一名。
我们逃避所有的事情。	我能搞定危机。	我知道怎么让你开心。	今天真是太忙了，所以长话短说吧。
别担心，要开心。	要么我说了算，要么没门儿。	我们有你想要的。	我们只将美好的东西带到生活中。
乌龟驾到！	感受？什么感受？	祝你今天过得开心！	质疑权威。
什么，我着急？	请你保持距离。	微笑！	我错了一次，但其实是我搞错了。
随它去吧。	天生就是控制者。	没有冒犯的意思。	很遗憾你不在我们组里。
随波逐流。	别担心。我来做。	当你需要有求必应的时候，来找我们吧。	我们什么都知道！
慢而稳，赢比赛。	保证滴水不漏。	和平万岁！	如果想把事情做好，最好自己动手。
加上你自己的！			

117

控制型

寻找这样的一个人：灵活、讨人喜欢、宽容、谦逊、不评判、爱追随、擅长倾听、有趣、有挑战但听人劝、积极主动、有创意、振奋人心，会做饭、打扫和擦玻璃，并且听话。

取悦型

寻找室友。任何一个温暖的活人都可以。我很灵活，愿意包容。可以接受任何环境。最好不抽烟（我有风扇），喝不喝酒都可以。有孩子和动物也可以。愿意适应任何生活方式。不需要房租；不要求有工作——愿意给你提供补贴。喜欢文化差异。性别不限。如果你不满意，我愿意重新寻找住所。每天24小时随时都可以联系我，拨打 1-800-AI-NI-MEN！不需要推荐信。

力争优秀型

如果你不满足下列要求，就不需要再继续往后看了：

真诚，折衷，不评判（只需要有帮助），有智慧，不可战胜，成功（简而言之，一位天才）。我不仅具备以上所有优点，还将是你所遇到的最优秀的恋人。如果你非常认真地考虑展开一段有意义、彼此忠诚的关系，请拨打 1-800-ZUI-YOU-XIU。别浪费我的时间！

第 *6* 周

寻找童年记忆中隐藏的"黄金"

本周，我们将让你看到如何在后退中前进。这是一次有价值的旅行，你会从中收获良多。你将对你的内在孩童如何创造了独属于你的个人操作系统——它比微软或苹果的系统还要复杂——有第一手的了解。这个孩子是杰出的观察者，但不是一个很好的解释者。这个孩子会了解周围发生事情的含义，然后将他得出的结论存档以备将来使用。与微软和苹果不同，这个孩子几乎从不升级其操作系统。结果，尽管你已经长大，但你在人生的某些方面从来没有成长过。你仍然在以与你的内在孩童一样的方式思考和行动。

为了搞清楚这个孩子如何思考，你需要探索并破译植根于你的童年记忆中的个人操作系统。正常情况下，当我们回想起记忆时，我们会认为那是真实的故事。然而，在本书中，童年记忆是隐喻——其他事情的象征和代表。这些记忆包含着构成你的核心价值观和信念系统的想法、感受和行为。你将学会如何解释每段记忆中关于你如何看待自己、他人和生活以及你为了生存而做出了什么决定的密码信息。

读到这里，很多人可能会嘀咕并怀疑，"可是我不记得自己小时候的任何事情了。""我想不起有什么好事情。""我必须要想到一个不好的记忆吗？""我不想回忆我的过去。""我已经把我的过去抛在脑后了，那才是它应该待的地方。""我的童年记忆与我要得到帮助改掉拖延的毛病有什么关系？"如果你也有着类似的想法，千万不要错过本周的内容！否则，你将错失探索生命中神秘宝藏的机会。

一旦你学会如何获取自己的内在信息，你就有了做自己心理治疗师所需的一切。这些早期记忆会为你提供一把打开你内在的藏宝箱的钥匙，揭示出隐藏在你潜意识中的宝贵信息，搞清楚如何接纳并鼓励那个内在孩童，并且带着新的选择勇往直前。

有些人认为这种工作仅适合在专家的办公室进行。我们相信你自己能获得并使用这些信息，既可以用来自我疗愈，也帮助别人做到这一点（如果这是你的目标的话）。你对自己的童年记忆了解越多，你对自己小时候形成的个人逻辑就能获得更多的理解，就能更好地认识你自己。

你的记忆是有选择性的；你只会留住那些符合自己个人逻辑的记忆！透过特定的记忆，你可以更多地了解你的思想、感受和行为模式源自何处，而且你可以精确地发现自己需要做出何种努力。你会开始了解那个正等待着你成年的自我去尊重、安慰、养育并帮助她成长的内在孩童。记忆工作可以帮助你发现隐藏的历史，并构建你的个人故事。你很可能会发现一些阻止你前行的思维方式。通过审视你的早期记忆，你会发现你的自尊受到损害的那些时刻，以及你认定自己不够好的那些时刻。你的早期记忆甚至能让你看到，你为了让自己有价值而决定自己不得不做的是什么。

如果你发现了一些让你不舒服或在某些重要的方面让你停滞不前的秘密，你不要惊讶。请放心，无论显露出什么样的痛苦，如果你允许自己倾听你的记忆所告诉你的，那么，这些痛苦既不会沉重得令你难以承受，也不会持续得令你难以忍受。记忆研究（Memory Work）会令旧伤重现，有时在刚开始时可能比较痛苦。然而，就像刺破脓包一样，处理被埋藏起来的旧事有助于开始疗愈。你将学会如何解释自己的身体记忆——那些在你体内产生了某些生理反应的童年记忆。这些记忆有一些甚至在你还不会说话之前就已经形成了。

让你的记忆研究安全进行

如果记忆研究让你感觉太可怕，可以与一个能帮助你度过这个困难阶段的小组或鼓励咨询师一起工作。你每次都可以想象你把记忆研究放进了一个盒子里，只有在你准备好的时候才会打开它。如果记忆给你带来很多愤怒，要找一个恰当的方式把这种愤怒表达出来——写日记，往木板上钉钉子，打枕头，或者坐进车里、摇起车窗，然后尽情地放声大叫（但不要在开车时进行）！你可以在一张纸上画圆圈，直到你耗尽所有精力。你可以请朋友们倾听，并在你表达完愤怒之后给你一个拥抱。你可以告诉你的内在孩童，愤怒是完全可以的。愤怒只是一种感受。只是不要将愤怒作为对别人粗鲁或造成伤害的理由。

关键不在于发生了什么

早期记忆的研究是乐观、有趣而令人兴奋的。其焦点不在于发生了什么，而在于你作为一个年幼的孩子对于所发生的事情做出了什么决定。你现在是一个什么样的人，是以你小时候做出的决定为基础的。

你把那些决定深深地隐藏了起来，并且忘记了是什么决定，

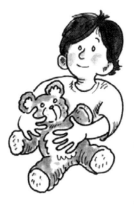

甚至忘记了你当初做过这些决定。现在，作为一个有认知的成年人，你可以把这些决定找出来，并且做出能够改变自己生活的新决定。通过作为一名咨询师拜访你的内在孩童，你会发现，尽管你当初不能控制所发生的事情，但你能够控制过去的经历如何影响你的现在。我们希望你能欣喜地发现你的性格并非遗传而来，并且你没有受到永久的伤害。

你今后的生活不会一直陷在抑郁、悲伤或精疲力尽的感觉中。你甚至还可能发现，你曾经认为是由遗传导致的自杀倾向、成瘾或其他疾病其实也可能基于童年的某个潜意识的决定——而且，它们并不是终身的判决。

你的记忆是真实的吗？

一直以来，关于虚假记忆存在很多争议，在讨论的过程中，很多人开始害怕对早期记忆进行研究。要提防任何人试图给予你

记忆、改变你的记忆，或者确定你的记忆有什么含义。只有你自己才可以这么做。

你的某些记忆有可能是源于几件真实事件的一系列形象，它们被混在一起形成了一种记忆。比如，你可能记得一次暴力冲突发生在一个地点，但与其实际发生地不同。这可能是因为你的生活中发生过暴力事件，并且你曾经去过另一个地点。或者，如果你和你的家人参与过同一事件，你的记忆可能会与他们的不一样，这是因为你们的视角不同。你的记忆可能告诉你，你走了好几英里才到商店，而你的父母却记得这家商店就在街角。

你的某些记忆或许对你来说不够清晰。这并不意味着这些记忆没有发生过。这可能是你忽视了某些与你对生活、自己和他人已经做出的决定不相符的细节。或者，这可能意味着这件事对你造成了严重的创伤，以至于你没法忘记某些细节。或者，你可能用熟悉的词语或形象替换了你当时尚不了解的东西。比如，你可能记得爸爸或妈妈曾经病重或总是睡觉，因为你当时不知道"喝醉"或"酗酒"这些词。这种形象可能原封不动地留在你的记忆中，即便你后来学会了这些词。或者，如果你在自己的年龄小得还不能辨别并说出施虐者揉搓你的身体部位的名称时受到性骚扰，你记得的也许是揉搓你的肚子，而不是那个你还不知道用哪个词来描述的部位。

你的所有记忆都是构成你现在性格的一部分。当你运用你作为一个成年人的技能努力重新养育你的内在孩童时，你的记忆会让你看到是什么造就了独一无二的你。你还将学会如何运用你的童年记忆作为助手，来改变你的想法、感受或行为，以便疗愈过去，或走出困境并勇往直前。

觉察活动——开始对你的早期记忆进行研究

1）问题是什么；记忆是什么？

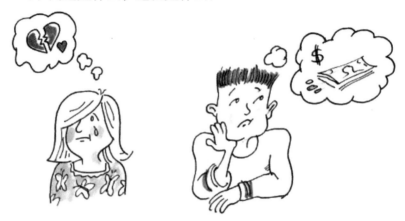

a. 首先，想一想严重困扰着你的一件事，无论是学校方面的问题、感情问题、养育难题、金钱问题、与工作或朋友相关的问题，还是其他事情。

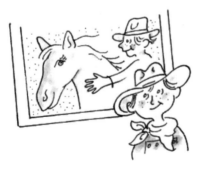

b. 现在，假设你的生活被记录在电影胶片上，让你的思绪倒回童年时期具体的某一天、某一刻或某一件事。不要审查你的记忆或搜寻看上去适合这个问题的记忆。出现在你脑海中的第一个记忆，无论看起来多么风马牛不相及，都正是你所需要的那一个。一个特定的关注点会产生一个特定的记忆。当你在寻找一个记忆时，要确保你专注于一个特定的时刻，而不是经常发生的什么事情。如果你的脑海一片空白，就想一想你小时候住在哪里以及和谁住在一起——然后，看看会有什么浮现在你的脑海中。如果你仍然卡在那里，就使用你所听到的关于你自己的一个故事或者描述你所想到的一张照片。你甚至可以尝试使用一个近期的记忆，哪怕是上个星期刚刚发生的。如果上述所有方法都不管用，那就编一个。尽管这似乎像一个很古怪的建议，但是，你想象出来的任何事情都来源于你的个人逻辑和信念系统；它将包含着与你的经历相关并且一致的形象，而这能帮助你审视哪些潜意识的信念是你希望改变的。令人惊奇的是，我们发现这对我们的来访者都非常有益；你无法编造出与你的个人逻辑不符合的事情，而你的个人逻辑恰恰是你试图通过早期记忆研究来揭示的。

c. 把你回想起来的记忆准确地记录下来，并包括所有细节。不要担心是否有人告诉过你事情不是那样的——重要的是它在你记忆中什么样。

d. 现在，写下你在那段记忆中的感受、你当时的年龄，以及你的内在孩童当时有什么想法或决定。为探索你的早期决定，要问你自己："我的内在孩童在想什么？"

这里是来自鼓励咨询师小组的厄尔林女士分享的她的记忆："我在院子里发现了我的猫咪，它已经死了。我跑过去告诉我妈妈，可是她在打电话。她把我晾在一旁，而我开始歇斯底里。我当时 7 岁，我那个 7 岁的内在孩童认定：'我妈妈的朋友比我更重要。我的妈妈不在意我。'"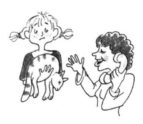

另一位小组成员尼尔说："我在操场看到一枚硬币，我来不

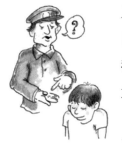

及细看就迅速把它装进了我的口袋里。我告诉自己：'待会儿再悄悄看。'在上校车的时候，我把这枚硬币弄丢了，但我在坐下来之前没注意到。

另一个孩子发现了这枚硬币，并把它交给了校车司机。司机问：'有人丢钱了吗？'我说我丢了一枚硬币，但是，当他问是什么样的硬币时，我不知道那是25美分还是50美分的。我很确定那是我的。校车司机说：'是啊，没错。'我没有得到那枚硬币。我感到既尴尬又愤怒。我的8岁的内在孩童认定：我很愚蠢，我应该知道25美分硬币与50美分硬币的区别。"

像你一样，尼尔和厄尔林经历了生活，并在之后对所发生的事情做出了决定。这些决定在帮助他们理解自己如何融入环境、如何看待他人、生活如何运转，以及他们认为自己需要如何做才能生存方面是至关重要的。他们的记忆，像你的记忆一样，对于他们幼年时的潜意识决定来说，既是容器，又是镜子。而且，像你一样，尼尔和厄尔林不只是做出了决定；在他们观察自己的人生的过程中，他们在收集着能够证明他们决定的证据。如果某一次经历不符合他们的信念系统，他们就不注意它、忘记它，或者将它扭曲，以符合他们对世界的看法。

早期决定是怎样起作用的

现在看看童年的决定如何影响着厄尔林成年之后的生活。在40岁时，她和自己在平面艺术公司的一位同事在做一个项目。这位同事让厄尔林帮他一个忙。厄尔林没有告诉这位同事她正忙着，并且需要时间思考，而是以辱骂的方式向他大吼大叫，直到他不再请她帮忙。后来，厄尔林为自己的行为道了歉，并且说："我不知道自己当时着了什么魔。我猜我是认为你没听我说话或不在意我，而这让我真的很生气。现在想来，我经常有那种感觉。"

厄尔林的同事开玩笑地伸手捏了一下她的手臂，说："你知道我很在意你，而且真的喜欢和你共事，但是，如果你不那么大发脾气的话，我可能更容易倾听你。"厄尔林很难用不同的方式处理这种情形，因为当她相信别人不在意她时，她那个7岁的内在孩童就会发作。借助于她7岁时的那些技能，40岁的厄尔林就会大喊大叫并攻击别人。

当厄尔林冲别人大吼大叫时，她没有意识到自己的行为就像一个7岁的孩子。早期记忆研究帮助她发现了这一点。起初，她感到很尴尬，但后来她认识到，她无法改变自己还没有意识到是个问题的事情。一旦她更好地理解了自己，她就能够让这个7岁的内在孩童坐在她的腿上，并鼓励她说："你的猫咪死了，你很伤心，很生气，也很害怕，你需要有人帮助你处理这种情形。我很抱歉这对你来说太难了。当你害怕时，我会在身边帮助你。我知道我们能解决这个问题。"从此后，她的行为就开始改变了。

如果你在寻找记忆中你的内在孩童所做出的决定时，发现自己卡住了，你可以让几个朋友——或者甚至一位朋友——听你讲述你的记忆，并让他们猜测你的决定可能是什么。他们的想法无所谓对错，但反映的是基于与你的不同现实的一种观点。要让你的朋友们做头脑风暴，并写下他们的想法。然后，看看这个清单，并在符合你的那些信念下面划线。

　　下面是尼尔的朋友们怎样解释他对硬币的记忆的：他们在墙上贴了一张大纸，然后在纸上画出四栏，分别标上"我"、"其他人"、"生活"和"因此"，如下表所示。"因此"一栏表示的是尼尔对于自己如何做才能获得归属感和价值感所做出的决定。

我	其他人	生活	因此
√我很笨。 √我应该了解得更 多。 √我很小心。 √我应该对自己的 东西更了解。 √我鬼鬼祟祟。 √我要花时间了解 自己的东西。 √我做事拖拉，直 至为时已晚。 √我是恶有恶报。 √我愿意等待，但 我错过了机会。 √我希望自己安 全。 √我很尴尬。 √我是受害者。	√其他人取笑我。 √其他人不相信 我。 √其他人掌握着权 力，能控制我。 √其他人令我难 堪。 √其他人认为自己 是对的，他们不听 我说。 √其他人阻止我得 到属于我的东西。 √其他人破坏我的 东西。 √其他人比我诚 实，比我优秀。 √其他人应该知道 并做正确的事。	√生活充满失望。 √生活不公平。 √生活很艰辛。 √生活很沉重。 √生活会给你一些 东西，然后又把它 们拿走。 √生活是一个你得 不到自己应得的东 西的地方。 √生活是一个我稍 不留神就会失去某 些东西的地方。	√我应该闭上自己 的嘴。 √我应该更小心。 √我不应该指望别 人公平。 √我很痛苦。 √我要延迟满足。 √我等待。 √我要抓住机会。 √我要把愤怒压在 心里，并且不说出 自己的感受。 √我需要留神，不 要做一个傻瓜。

　　在朋友们对他们认为的尼尔的信念做了头脑风暴之后，尼尔划出了那些与他现在如何看待他自己、他人和生活相符的话。他毫不犹豫地在第一栏中选择了"我应该了解得更多"以及"我要花时间了解自己的东西"。他思考片刻之后，又划出了第二栏中的"其他人阻止我得到属于我的东西"以及第三栏中的"生活是一个你得不到自己应得的东西的地方"。在第四栏中，他选择了"因

此，我等待。"他看着朋友们说："这就是我现在的生活。我有那么多事情要努力，我不觉得自己能有什么成就，我不确定我的工作是否合适，我对自己的婚姻也不快乐。我遗漏了什么吗？"

尼尔把这个清单带回了家，并且把自己标出来的内容写在了一张小纸条上，夹在了记事本里。当他有空余时间时，他都会看这张纸条。他注意到自己的早期决定非常强大。在他看来，它们甚至比他的个人现实显得更像客观事实。他一直难以接受是自己"创造"了这些决定。他想："也许是我创造了这些想法，但是我真的相信它们，我就是这样。我不认为我能改变我的潜意识想法，但也许我可以不再一味地等待我的人际关系变好，而要采取一些不同的做法。我可以先从把我对工作的烦恼告诉上司开始，看看我们是否能做出一些改变。我可以告诉我的妻子我有多么不开心。"

觉察活动——尝试另一种方法进行记忆研究

想一想你有多少次听到自己或别人说："我不理解这种行为从何而来。"回到你的记忆中去收集信息，能帮助你破除反复发生并长期存在的问题。

1）为了做到这一点，要从考虑一个问题开始。回忆你最近一次受到这个问题困扰的情形，能帮助你集中注意力。

2）接着，确定该问题是在哪种类型的关系中发生的：工作（或学校）、亲子关系、亲密关系、自尊（与自己的关系）、精神（与上帝/宇宙的关系）、友谊、大家庭，或者社区。

3）现在，让你对与这种关系的最早的经历有关的记忆自己浮现出来。比如，如果你选择的是工作，就想一想你第一次的工作经历，并且看看会有什么记忆在脑海中浮现出来。如果你在因为孩子而苦恼，就想一想你小时候与父母之间出现问题的一个情形。如果是亲密关系方面的问题，那么，你对自己的初恋男友或女友，或第一次性经历有什么记忆？

4）把你的记忆写下来，包括你当时的年龄、你的感受以及你认为你的内在孩童做出的决定。要确保你的决定听上去符合那个年龄：一个 5 岁的孩子会那么说吗？一个 11 岁的孩子呢？

5）在写下来你的记忆之后，把最生动的部分划出来。然后，写一个句子，以最生动的部分作为开始。加上你的感受，并且以你的内在孩童做出的决定作为结尾。这比你认为的要容易。

下面的故事表明了这四个人如何运用该方法发现自己的一些核心信念。

哈利的记忆就是说明这个过程的一个好例子："在高中时，我曾经自愿为我们俱乐部在学校展览会上搭建一个展台。我做好

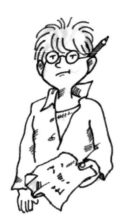

了设计，然后购买了所有需要的材料。这些全部是由我自己完成的。我设计并搭建的展台是可以拆开重新组装的。在展览那天，我没办法在场组装展台，因为我得参加一场篮球比赛。因此，我准备了一套组装展台的说明。当我在篮球比赛结束后回到学校时，展台已经搭起来了，但看起来太糟糕了。搭建的那几个学生已经尽了最大努力，但他们对我很生气，因为他

们看不懂我写的说明。我感到自己不被欣赏、沮丧和羞愧,因为我不得不凑合着在这个展台里工作。我当时 16 岁,我的 16 岁的自我决定:'我不能让任何人帮助我——我不得不完全自己做。'"哈利写下的句子是:"他们对我很生气,因为他们看不懂我的说明,我感到自己不被欣赏、沮丧和羞愧——我不得不自己做每一件事情。"

这是谢恩的记忆:"我正在做数学作业,我请爸爸过来帮忙。他没有给我指导,而是强迫我自己回答那个问题。当我说我不会的时候,他不相信我。我感觉受到了羞辱和批评,因为爸爸认为我早就知道答案了,认为我是在浪费他的时间。我当时大约 10 岁,我的 10 岁的内在孩童决定再也不寻求帮助了。"对于这段记忆,谢恩写出的句子是:"他不相信我不会,我感觉受到了羞辱和批评,我决定再也不寻求帮助了。"

布莱斯的记忆是:"我正在读初中,最好的朋友是姬莎,她在弦乐班。我在管乐班。她和她自己班里的几个女生成了朋友,我觉得自己成了次要的。但是,在万圣节,姬莎和我被邀请去参加一个派对。我们决定扮成双胞胎小丑。我还记得当时是搭公车去参加派对的,我们都穿着同样的大橡胶鞋,带着红鼻子,戴着假发,脸抹成了白色。我们还穿着爸爸的肥裤子、大衬衫,还有领带。这种记忆的感受是很开心。我当时 13 岁,而我的 13 岁的内在孩童决定'我喜欢参与,并且不被当成是次要的。'"布莱斯写的句子是:"我们上了公交车,我感到很开心,并决定'我喜欢参与,并且不被当成是次要的。'"

131

冬姆的记忆是："我卧室里的长尾鹦鹉皮皮飞了出来，我到处追它，试图把他装进一个纸盒子里。当我终于猛地把盒子扣在地上盖住它的时候，盒子卡在了它的脖子上。我杀死了它。我吓坏了。我当时 5 岁，而我的 5 岁的内在孩童决定：'哦，不，我都干了什么？这下我有麻烦了。'"冬姆写的句子是："盒子卡在了它的脖子上，我吓坏了，并决定'哦，不，我都干了什么？这下我有麻烦了。'"

整合在一起

到目前为止，你已经思考了现在的一个问题，写下了自己的记忆，并且像上面例子中的四个人那样组成了一个句子。在我们为每个人将这些信息整合在一起的过程中，你可能会开始看到你的记忆会怎样帮助你理解自己一直深陷困境的原因。你会看到，为了前行，你需要解决哪些深层次的问题。

以哈利为例，他似乎很难找到或保住一份工作。这不是因为他缺乏技能，也不是因为他没有坚持找工作，而是其他原因阻碍着他。当他审视自己写出来的句子时，他说："研究这段记忆打开了我不知道自己一直身在其中的一所房子的门。我一直背负着那么多的羞愧感，以至于我一直害怕工作。我想方设法让自己看起来忙忙碌碌，而我是在忙于保护自己免于感觉到更羞愧。我还很愤怒，因为我认为我不得不自己做每一件事情。"

"在了解早期记忆之前，我认为我的问题是由我的性格造成的——我是不指望别人的人。现在我明白了，我在小时候做出的决定导致我制造了这些问题。在对此毫不知情的情况下，我造成了没有人理解我正在做什么的情形，所以他们没办法帮我。然后，我最终就只能自己做每一件事情，这令我很生气。或许，这就是我经常辞职或者被解雇的原因。幸运的是，我目前的工作是设计，因此我可以依靠别人来实施我的设计。我没有设备或技能来制造我设计出来的高科技产品，而他们有。他们理解我的需要，而且从不让我失望，这可能就是我很喜欢在这家公司工作的原因。最重要的是，我想我不会再像以前那样毁掉自己的成就，因为我不再像以前那种感到愤怒了。记忆研究帮助我放下了很多事情。"

谢恩目前的问题是如何对待学习成绩很糟糕的青春期女儿。他用来帮助女儿的时间越多，女儿的成绩就越差。她抱怨看不懂作业，而谢恩当真了。他每天花几个小时帮助女儿。他不理解为什么女儿不把他们一起完成的作业交给老师，不理解她为什么愿意让自己的成绩下降。

当谢恩审视自己的记忆时，他看到他决定认真对待女儿，以便她不会感受到他小时候的那种痛苦，即他的父亲认为他假装不懂。谢恩希望女儿知道，他会始终在她身边，她随时都可以寻求帮助。在做过记忆研究之后，他认识到，他的女儿已经知道了这一切。他是一个与自己的父亲不一样的父亲，而他的女儿有她自己的计划。

在对女儿进行观察的过程中，谢恩注意到，如果某个活动对女儿很重要，她会毫不犹豫地完成需要做的事。对于那些她认为对自己的将来没有帮助的学科，她很乐意得到 C 甚至是 D。谢恩不得不后退一步，并承认女儿是一个与小时候的他不一样的人，有着不一样的问题，而他条件反射式的介入和帮助并不是女儿所需要的。

在布莱斯开始她的记忆研究时，她选择关注的问题涉及到她的朋友斯蒂芬妮，后者邀请了别人而非布莱斯帮忙为她们的慈善机构筹划活动。刚开始，她对自己记忆中很生动的那部分感到很困惑，"我们上了公交车……"这个信息对于她现在正处理的问题能有什么帮助呢？然后，布莱斯意识到，也许"公交车"代表着其他东西。她通常都是坐地铁，为什么想到的却是一辆公交车呢？公交车有什么不同呢？"我明白了，"她想，"公交车是一种去一个特别的地方的隐喻，与我通常使用的其他交通方式相反。"

"嗯，"她想，"去某个地方，对我来说很重要，就像我在初中时希望成为一个特别的人那样。但是，只有当我和朋友在一起时才对去某个地方感兴趣，而且我讨厌他们忽视我。"

布莱斯决定与斯蒂芬妮分享她的记忆和觉察，斯蒂芬妮立刻用一个拥抱回应了她，然后说："布莱斯，我之所以请英格丽帮助，是因为你一直都很忙而且事务繁多。我想，是时候让其他人轮流承担一些辛苦的工作了，以便我们能让你休息一下。我从没想过要忽视你或暗示你不够好，我很抱歉你的情感受到了伤害。你难道不知道在这个机构里我们所有人对你有多么尊重和钦佩吗？"

通过做记忆研究，布莱斯得以鼓足勇气与斯蒂芬妮分享她的想法和感受。斯蒂芬妮永远都猜不到布莱斯的想法和感受，因为她不会读心术。一旦她知道了布莱斯有多么伤心，她就能够鼓励布莱斯了。

冬姆运用记忆更多地了解了自己如何与人融洽相处。他经常将自己看作是一个孤独的人。当他写出自己的句子时，他很困惑，

因为他难以想象一个从盒子下面伸出来
的死鹦鹉的脑袋如何能够帮助他理解自
己目前的状况。"我甚至根本没有过长
尾鹦鹉。"他说。冬姆需要做的是转化
他的某些信息。你可能会发现，你必须
这样做才能理解你的发现。

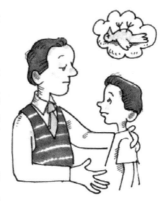

那只死鹦鹉，就像布莱斯记忆中的
公交车一样，代表着别的事情——对于
冬姆而言是一种隐喻。看着句子的第一部分，冬姆意识到那只死
鹦鹉象征着一个错误。然后，冬姆考虑了自己始终都保持沉默并
置身事外。如果他犯了一个错误，没有人会注意到，并且他不会
惹上麻烦。难怪他认为自己不能与人融洽相处。那并不是因为他
沉默或腼腆；他将不合群当成了一张使他远离麻烦的安全网。冬
姆还注意到，当长尾鹦鹉死了的时候，唯一让他遇到麻烦的那个
人就是他自己。他因为意外杀死长尾鹦鹉而惩罚自己，并把自己
囚禁在了他自己的监狱中。

由于没有意识这一点，成年的冬姆依然害怕着自己想象出来
的他5岁的内在孩童所造成的灾难。冬姆为自己不小心杀了长尾
鹦鹉感到难过，但是，他认识到，他在成人后的行为和关系中所
犯的错误不会造成无法挽回的伤害。

早期记忆的其他用途

帕萃西娅没完没了地抱怨自己的丈夫，但是她相信，如果她
等待足够长时间，她的丈夫一定会变成她爱的人。她不止一次威

胁要离婚，甚至还短时间搬出去过，认为分居能够使杰克因震惊而将他的事情安排的有条理。这种情形每况愈下，直到帕萃西娅开始做早期记忆研究。首先，她聚焦于她和杰克之间最近的一个情形，然后回想一段早期记忆。通过聚焦于最近的一个情形，她促使自己的大脑为其提供一段能帮助她深入挖掘并更好地理解这一情形的记忆。

"我第一次来到游乐场，看见了旋转木马。我特别想骑上去，但又很害怕，我就说了出来。我19岁的表哥戴夫听我说害怕，他就俯下身在我的耳边轻声说："我们俩一起去坐旋转木马，怎么样？"我笑了，拉住了他的手。我们俩都爬了上去。在旋转木马启动时，他站在我身边用一只胳膊搂着我。我注意到了那些小铜环，就问那是做什么用的。他说我可以伸手去抓住一个。我说我害怕；我认为我会摔下来。他说：'我会抱着你。''可是，如果我还是摔下去了呢？'我问。他说：'那我就和你一起摔下去。'我感觉到了深深的爱。我认定，我喜欢和我的表哥在一起，他很好。"

在看完自己写下的这段记忆后，帕萃西娅想："难怪我对自己的婚姻不满意呢。我在寻找一个完全不同的人。我想要一个像我的表哥那样的人，而我的丈夫一点儿都不像。我不喜欢这样的他。我在要求他改变真正的自己，而不是改变他的行为，这是不公平的。他不可能做到，所以我真的需要审视为什么我还能和他在一起。我想要的是一个能抱着我，并在我犯错误时和我一起摔倒的人，就像我记忆中的那个小女孩一样。在我们的婚姻中，我是抱着杰克的那个人。我宠着他,因为我希望自己得到宠爱,而且,我认为,如果我按照我希望他对待我的方式去对待他的话,他就会知道我想要什么。现在我认识到,他永远都无法了解。"

还有很多宝藏是帕萃西娅尚未发现的,因此,她又使用了三个新工具,使她的记忆对她有更大的帮助。第一个工具,是与她5岁的内在孩童对话,并找出她的需要。第二个工具,是进行现实检查。最后,她用一个"魔法棒"按照自己希望的方式改写了她的记忆。

行动计划——尝试用这些工具走出困境

工具 1:问你的内在孩童需要什么

想象你正在和你的内在孩童聊天,她正处于你的这段记忆中的年龄。或许,你们是一起坐在一个沙发上、木头上或秋千上,你们也许在一起荡秋千、相互依偎、在公园玩、烤饼干、吃着爆米花看电影、玩滑板、出去吃披萨,或者在商店买衣服。在你的脑海中,假装你的内在孩童正在告诉你她的需要,并要仔细倾听。

帕萃西娅想象自己坐在游乐场的长凳上,用一只胳膊搂着坐在她腿上的5岁的内在孩童。当她问这个孩子需要什么时,小帕萃西娅说:"我希望我的表哥戴夫和我在一起。他能照顾好我,并且会保证我的安全。"帕萃西娅告诉她的内在孩童:"戴夫不在这里,但是我会保证你的安全。让我们从告诉杰克你有多不开心开始吧。"

工具 2：进行现实检查

问你自己，你的行为是招致了对方的回应，还是带来了你所渴望的改变？

每当帕萃西娅对她和杰克的婚姻感到不快乐时，她就会变回到自己 5 岁的内在孩童。尽管杰克看到的是一个成年女性，但他不知道他实际上是在和 5 岁的帕萃西娅相处。他看到的是一个闷闷不乐、好生气、不高兴的人，这正是帕萃西娅在遇到问题时作为一个 5 岁孩子采取的行为方式。借助这个工具，帕萃西娅再次想象了她所认识的 5 岁的孩子，以便她能更清晰地了解这个年龄的孩子常有的样子和行为。在想到街区附近的一个 5 岁的孩子时，帕萃西娅的脸上露出了笑容，因为她认识到了自己内在孩童的情感年龄，而正是这个孩子正试图处理她婚姻中的问题。难怪杰克对她在沟通方面的努力没有什么回应。这种认识通过帮助帕萃西娅不再那么苛求自己，而让她感觉受到了鼓舞。她让自己在心烦的时候能够先花时间平静下来，然后再用成年人的语言与杰克沟通。

工具 3：用一支"魔法棒"改写你的记忆

假装有一支魔法棒，是轻松地找到你如何解决问题或你希望生活什么样的一种办法。

当帕萃西娅对着自己的记忆挥动"魔法棒"时，戴夫陪着她玩了所有游乐设施。她的魔法棒让帕萃西娅看到，她希望自己的生命中有一个始终像戴夫那样行为的人。她生活在对现实的否认中，认为杰克有能像戴夫吗？杰克像过戴夫吗？

在用过这三个工具之后，帕萃西娅思有很多需要思考的，并且有很多问题。她的婚姻适合她吗？她因为在感觉不被爱时，行为像一个 5 岁的小女孩，而招致了杰克不健康的回应吗？如果她和杰克分享自己的记忆和决定，他们有可能修复两人的关系吗？最后这个问题让她害怕，因为她不希望杰克发怒并大吼大叫，或者开车离家好几个小时。"当他那样做的时候，在情感上，我只有 5 岁，还不到敢独自待在家里的年龄。或许，我至少可以把这一点告诉杰克。"

发现并疗愈过去的问题

帕萃西娅并不是唯一一会在生气时表现得像个 5 岁孩子的人。你可能发现过自己或别人做出看上去不适当或与年龄不相称的行为。很可能是当时情形中的某种东西——一个词、一个声音、一种味道、一句话或一个行为——触发了你童年时某些未完成的事情。于是，你在无意识中表现得像那个受到惊吓的内在孩童。一旦你建立起这种联系并开始根据你很久以前学会的模式行事，几乎不可能在当时停下来，转变成"成年人"或变得理性。你隐藏在内心的越多，你的反应就越大，还可能伴有极度的恐慌和噩梦。

当我们做早期记忆研究时，我们会让你说出在这段记忆中的感受和决定。感受是有能量的，如果感受被压抑很长时间，它们就会以极端的方式显露出来。如果你不审视自己小时候的决定，结果也可能同样如此。

这些扭曲有很多种名称：噩梦之旅、精神崩溃、焦虑症、化学物质失衡，或者创伤后压力综合症，还有其他很多。不要只使用药物处理这些问题，重要的是要回到最初的想法或感受，并开始疗愈的过程。你可以通过运用自己的记忆来做到。

尤其会导致一个人在压抑自己的想法和感受的经历，是童年早期遭受的精神虐待、身体虐待或性虐待，以及与过度控制、骄纵、成瘾或忽视孩子的父母一起生活。如果你在童年时期有过上述任一经历，你可能已经知道一个人会背负多少羞辱和痛苦。作为一个孩子，你可能已经认定你不好，或者那个糟糕的情形是你的错。你可以已经忽略或遗忘了某些事件，因为它们太痛苦或可怕。作为一个成年人，你可能不记得自己为什么会有现在的想法或感受。作为一个孩子，或许你找到了一种从精神和情感上逃离你的痛苦的方式。我们有些来访者曾经想象自己从天花板的缝隙中逃走。另一些人想象脱离自己的身体，去了某个安全的地方。一位小时候经常挨打的年轻男士想象自己去了街道的尽头。即便是在想象中，他也不敢走得更远，因为，他说："在没有大人陪着我的情况下，是不允许我过马路的。"

如果你开始出现不舒服的记忆、感受或想法，我们希望你通过早期记忆研究将它们释放出来，而不是再试图控制和隐藏它们。

贾思敏正和朋友们一起参加周末滑雪旅行。她和八位其他滑雪者围坐在餐桌旁分享各自带来的食物。突然，贾思敏开始感觉恶心，她不确定是什么原因。她认为可能是炉子上正在煮的一锅豆子让她想吐，但她并不确定。贾思敏意识到，她经常会在想到或看到一锅豆子时感到胃疼。在家里，她从来不买也不吃豆子。在便餐聚会上，贾思敏不想当众出洋相，所以她试图忽略这种感受。

几分钟之后，她的朋友布兰特说："嘿，贾思敏，我今天帮你拿滑雪板，你不打算感谢我吗？"由于感觉不舒服，贾思敏没有理睬对方，什么话都没说，但布兰特又重复道："贾思敏，你欠我一个大大的感谢。别让我一直等着。"虽然他是微笑着说这句话的，但贾思敏却感觉胃部发紧，想要呕吐。她尽力控制着自己，什么也没说。布兰特没有得到回应，便开始朝贾思敏走来，看上去他似乎会碰到她。贾思敏站起来尖叫道："走开。我受不了啦。让我一个人待着。我受够了。"当贾思敏哭着跑回车里并疾驰而去时，其他人坐在那里惊讶得说不出话来，都想搞清楚刚才到底发生了什么事。

第二天，一起吃饭的一位朋友给贾思敏打电话问她怎么回事。贾思敏说："我真是太丢人、太尴尬了。你们能原谅我当众出洋相吗？"她的朋友说没有人为此生气，他们只是很困惑。贾思敏回答道："这件事我很难说清楚，但我想我知道是怎么回事了，因为我一直在研究我的记忆。回到家之后，我做了一些记录，我想我已经找到答案了。你真的想听吗？""当然啦。"她的朋友回答。

"我想，当我还是个小女孩的时候，可能受到过性骚扰。昨天晚上，我的脑海中闪现出一个画面，我看到沿着我家门前的那条路走下去有一个房子。我记得自己走进去看刚出生的小猫。我当时应该4岁左右。住在那里的男人做了一些伤害我的事情。我大哭着试图离开。他把一只小猫举到炉子上一锅豆子的上方，说：'如果你把刚才发生的事告诉任何一个人，我就杀掉你们全家，而且我会把这只小猫切碎，放到豆子里。'"昨晚，我看到了一锅豆子，再加上后来布兰特走过来说我必须感谢他，这些结合在一起触发了某些事情。我的情绪就像是被装上了一个变光开关。在一开始看见豆子的时候，我的情感还很模糊，等到布兰特站起来开始走向我的时候，我的情感强烈到了极点。希望我没有吓到大家，不过我想，我对他大吼着让他停下来，对我来说是一件好事，因为小时候的我做不到这一点。"

贾思敏正在疗愈过去的问题。把这些感受压在心里让她一直都很不舒服。

过度补偿是如何开始的

作为一个孩子，在受到邻居性骚扰的时候，贾思敏认定是自己的错，而这一决定改变了她。在那次事件之前，她是一个无忧无虑的小女孩。在那之后，她就认定自己是个坏孩子。

贾思敏的自尊受到了严重的损害。她不再是那个快乐的自己，而是变得很沉默并拒绝独自去任何地方。她会连续几个小时待在自己的房间里涂色。在此后的人生中，她继续进行着艺术创作，这是她很喜欢的，但是，她总是想到自己的某个部分早就消失了。她知道，艺术对她来说是一种逃脱，是向世界证明她有价值的一种方式。尽管她的水彩画赢得过很多嘉奖，但在内心里，她从来不相信自己足够好。

在聚餐那件事发生的那段时间，她正和自己不太喜欢的一个警察约会。在做了记忆研究之后，她开始意识到，她和他约会很可能是因为她认为他可以保证她的安全。那个 4 岁的内在孩童仍然需要保护。当贾思敏认识到她有能力照顾自己时，她结束了这段关系。她的独立性增强了，而且她感觉那个长大的自我回来了。

贾思敏在努力改变"非黑即白"的思维方式。过去，她相信自己要么是一个成功的艺术家，要么就是一个不值得被爱的无名之辈。在做过更多的记忆研究后，她开始看到自己有各种选择。

与男友分手就是选择之一；与朋友分享自己的记忆研究是另一个选择。最终，贾思敏相信了她不必证明任何事情。她不是一个没有价值的坏人；在被其他人伤害的时候，她与早期记忆有关的模式被触发了。她会不会成为一个艺术家，是一个没有价值的问题。她已经是一位艺术家，很优秀，而且喜欢自己工作的每一分钟。

觉察活动——当你的自尊受到伤害的时候

如果你回想一下，你也许能准确地说出你的自尊受到伤害的时刻。使你开始过度补偿的并不是发生在你身上的事情，而是你对这件事所做出的决定。闭上你的眼睛，让一段记忆浮现在脑海中。用成年人的眼光审视这段记忆、你的感受和决定。看看你是否能发现你为证明自己的价值是如何过度补偿的。

相信你不得不以某种方式行事，以便没有人能发现真实的你，是人的本性。但是，我们希望在读完这本书之后，你能知道你本来的样子是能被接纳的，而且，你的很多想法、感受和行为都是过度补偿。早期记忆研究能够帮助你重新成为真正的自己。你的早期记忆讲述了一个你的个人经历的故事，但你的过去是你基于自己的决定创造出来的。有了这种理解和乐观态度，你就能重写自己的过去，做真实的自己。

用记忆中隐藏的黄金改变你的生活和你的世界

本周，你已经知道了你的记忆中隐藏着黄金。对你的内在孩童的思考能让你看到这个孩子在疗愈中有哪些需要，从而找回你的真实自我和自尊。除了本周已经完成的那些活动，你还可以运用下面的活动来更多地探究你小时候形成的思维、感受和行为习惯——那些至今依然支配着你的生活的习惯。

觉察活动——记忆研究的更多方式

·写出你最早的记忆。这是"你是谁"的最清晰的表达。请别人帮忙,用头脑风暴想出关于"我"、"其他人"、"生活"和"因此"的几句话,以便你能更多地了解你的核心信念(你的个人逻辑)。

·假设你有一支魔法棒。在想象中,回到你小时候,对着那些你希望改变的事件挥动魔法棒。对于每个事件,写出你想改变什么,以及这会给你的生活带来什么不同。

·画出你的一个早期记忆。你不必是一个艺术家才能这么做。你可以使用圆圈、正方形或线条。你可以在记忆中那些人的头顶上方加上对话气泡,并写出他们想要说的话。给这幅画定一个标题。把这幅画所体现的你的个人逻辑写下来。

·想象出你的内在孩童,并让他说话。把这个孩子对你说的话写下来,看看你可以怎样运用这些信息解决你目前生活中的一个问题。

·做一个记忆日志。你会惊奇地看到你的记忆如何随着你的改变而演化。要注意到哪怕是最细微的变化,并将它用来帮助你跟踪自己的进步。有一位女士回忆起自己在一个露台骑着三轮自行车转圈。后来,在进行自我治疗之后,她记起自己在露台上骑着三轮自行车的时候,注意到露台的墙上有一扇门。再后来,她想象自己把自行车靠在露台的墙上,自己向远处眺望。这种记忆的变化显示了她取得的进步。

·要注意你的记忆中是否有了新的感受。在你鼓励你的内在孩童的过程中，你会看到这会让你对生活有一种更积极的观念。如果你的某段记忆中有了新的感受，要写下来你的生活中发生了什么变化。

· 让别人告诉你他们在你的记忆中看到了什么，因为做到客观往往很难。你记起的是符合你的个人逻辑的，所以，你需要其他人的视角来帮你发现有可能遗漏的信息。如果他们看到的不适合你，那就不要使用。

第 7 周

如何让你的想法、
感受和行为焕然一新

下面这些思考、感受或行为方式，有哪些在妨碍你鼓励自己或他人吗？

1. 如果你把精力放在寄希望于他人改变，这可能会是一种非常漫长的等待。相信自己是境遇的受害者，发生在你身上的糟糕的事情都是别人的错，会让你深陷于沮丧之中。

2. 如果你继续认为别人看待世界的方式与你相同，你将无法包容差异。

3. 以诸如"总是"和"从不"之类绝对化的方式思考，会限制你的选择，并阻碍你的成长。

4. 相信你可以永远不变，并且认为你原有的模式是你唯一的选择，肯定会让你停滞不前。

5. 不注意你的感受"仪表盘"上的警示灯，会导致你大发脾气或筋疲力尽。

6. 评判或限制你的感受，会让你身体感觉不适。

7. 思考你的感受而不是感觉你的感受，会阻碍你建立亲密关系。

8. 你也许犯了一个很常见的错误，即认为别人的愤怒是针对你的，而没有认识到他们的愤怒传递的是有关他们自己的信息。

9. 如果你认为你必须有充足的理由才能发怒，你就不大可能在这种感受出现时承认它。你可能会倾向于积累很多没有表达出来的小不满，直到你以突如其来（并且可能是危险的）方式爆发，表现出你所认为的正当的愤怒。

10. 如果你不把自己说了要做的事情以行动坚持到底，改变将难以实现。

11. 如果你认为你必须争取赢得别人支持你的思考方式，你就会忙于证明自己的观点，以至于你会浪费每个人的时间，却得不到你想要的。

12. 如果你相信自己的想法不重要，或害怕将其表达出来会使一个情形更糟糕，你可能会隐瞒自己的想法。那么，就没有人会知道你的想法或感受，并且无法提供帮助。

理解到想法、感受和行为之间的联系和差异，你就可以掌控自己人生的方向盘。在阅读本章的内容时，你会惊讶地发现，那些阻碍你在生活中勇往直前的感受或无效行为并不是由疾病或其他人造成的。你将了解到，这些人和事可能会触动你，但并不会直接导致你产生某种特定的感受或行为方式。真正导致你采取某种行为的是你自己的想法和感受。这就意味着，只有你自己才具备改变的能力。

下面是我们最喜欢用来说明这一理念的几个故事之一。一位年轻男士怀里抱着一大堆东西上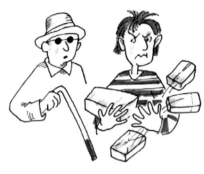
了一辆拥挤的公交车。有人撞到
了他，他抱着的东西都飞了出去。
他很生气，转身打算对那个冒失
鬼大吼一通。当他转过身时，他
注意到撞到他的那个人手持白色
手杖，是一个盲人。这时，他没
有大吼，而是发现自己因为挡了这位盲人的路在向对方道歉。

刚开始，他的想法是那个撞到他的人不替别人着想。这种想法
导致了他的愤怒感受，在愤怒的时候，他的习惯性行为是对冒犯者
大吼。但是，在注意到白色手杖时，他的想法是"这是一个盲人，
他无法控制自己"。他为自己差点儿大发雷霆而感到尴尬。这种尴
尬的感受促使他做出了向这个"坏蛋"道歉的行为，并询问是否需
要帮这个人找一个座位。所有这一切都发生在几秒钟之内。

感受源自想法，而行为源自感受。你无法在没有想法时有感受，
即便是你没有意识到的想法，而且，如果没有感受产生的能量作为
驱动，你无法做出一个行为。如果你想鼓励自己在生活中做出一种
改变，你只有要么意识到并改变自己的想法（包括有意识的和无意
识的），要么意识到并改变你的行为，你才最有可能取得成功。改
变想法才会改变感受，并导致行为的改变。改变行为也会改变感受，
并导致想法的改变。

认识想法、感受和行为之间的区别

想法分为两种——那些你意识到的想法，以及那些你没有意

识到的想法。在上一章，在阅读童年记忆时，你知道了在自己的意识深处潜藏着很多正在影响你的生活的想法。你知道了如何通过记忆研究来了解这些想法。你还知道了如何确定你内心孩童的年龄，这个孩子用自己的个人逻辑掌控着一切。在本章，你将发现更多用来鼓励你的内在孩童并帮助他更新个人逻辑的方法。然而，你意识到的想法将是我们本周一个关注的重点。

想法产生于你的头脑。如果你像世界上99%的人一样，你很可能把想法和感受混为一谈。当你说"我感觉你好像总是看到别人最糟糕的一面"时，你指的是一种想法，而不是一种感受。同样，当你说"我感觉那个……"或"我感觉她……"时，跟在"那个"和"她"后面是想法，而不是感受。

感受几乎总是可以用一个词来表达的，它所描述的是发生在你的身体里——头部以下——的事情。如果你很难说出你的感受的名称，就将第1章里的感受脸谱复印一份，贴在你能经常看到的地方。然后，当你说"我感觉……"时，在后面跟一个感受词汇。培养识别自己感受的能力，是你帮助自己前行的最有鼓励性和最有力量的改变之一。

在想法、感受和行为中，行为是最容易观察的。就行为来说，毫无秘密可言。我们有时候会说"用两个舌头说话"。嘴里的舌头代表你的话语，而鞋子里的舌头——也就是你的双脚！——代表你的行为。你的行为会表现出你真正的意图，无论你说的是什么。你在用哪个舌头说话？（再说一次，我们非常感谢史蒂夫·卡宁厄姆的创造力和洞察力。）当这两个舌头一致，并且你对你说了要做的事情用行动坚持到底时，你就会体验到改变；如果没有，很可能就不会有任何改善。

我们生活在一个用物质和药物（包括一些处方药）来改变想法、感受和行为的世界中，这在文化甚至传统观念中是根深蒂固的。虽然使用药物能够改变想法、感受，甚至行为，但它无法改善一个人的境况。给每种状况贴上一种疾病的标签，也无法带来成长和疗愈。鼓励和赋予力量的模式能帮助你认识到，当有些事情不起作用时，你需要寻找的是挫折的原因，而不是疾病。使用"想法、感受、行为"圆圈，是在这方面取得成功的一种经过检验而可靠的方式。

当你改变自己的行为时，你的感受和想法会依次改变。同样，改变你的想法能改变你的感受，并帮助你采用新的行为。或者，你可以关注自己想有什么样的感受，以帮助你探究需要做出哪些改变才能得到这种感受。现在，该把它们整合到一起了。

觉察活动和行动计划——
运用"想法、感受、行为"圆圈鼓励你自己

1. 在下列圆圈中，从中间那个标有"感受"的圆圈开始。想出你最近几天里有过的一种感受，把它写下来。务必借助第一章的感受脸谱，确保你使用的是一个关于感受的词汇。

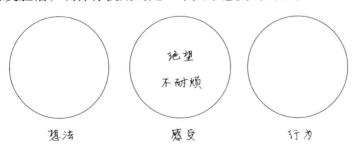

2.当你有这种感受时，你在想什么？把它写到"想法"圆圈里。

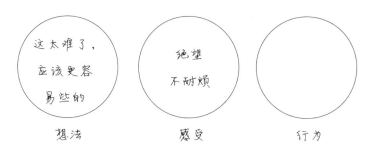

3. 现在，把你当时为处理这种情形而采取的行为写在"行为"圆圈里。问问自己，你的行为是否帮助你达到了你想要的目标。你可能想在这张纸的顶端写出你的目标。在这个例子中，目标是投入并享受这个过程。

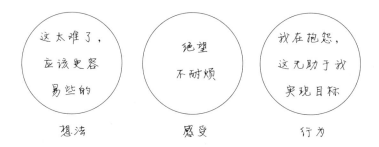

4. 准备好改变了吗？用这些圆圈来得到一个不同的结果。同样，从中间那个圆圈开始，写出你希望拥有的感受。

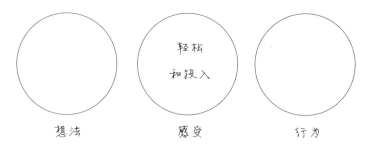

5.你需要怎样想，才能感到轻松和投入？把它写到"想法"圆圈里。

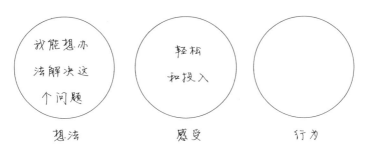

6.有了这些新想法和感受，你会怎么做？写到"行为"圆圈里。

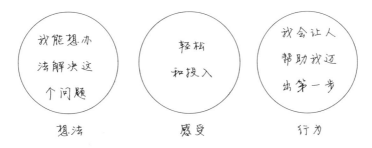

就像这样，你已经为自己制定了一个新的行动计划。原本看似不可能的事情，因为有了两步新的选择，变成了可能的。用这些圆圈，能帮助你以最不可思议的方式带着鼓励前行。

改变想法的更多方式

既然你已经了解了想法、感受和行为之间的联系，因此，除了使用上述这些圆圈之外，你还能发现很多选择来帮助你改变对你无效的模式。无论你首先改变的是这一模式中的想法、感受，还是行为，你都能得到一个更有鼓励性的结果。我们将让你看到具体怎么做。

调整你的心态

你听到过这种说法："人如其食。"好，我们将其修改为"人如其想"。你认识一些抱着一种悲观、消极和"可怜的我"心态的人，他们总是看到杯子是半空的。他们在各种人际关系和生活中似乎总是不满足，或得不到他们想要的。然而，他们似乎完全不知道自己的心态怎样招致了自己得到的这种回应。对于那些总是感觉自己低人一等或受到了不公正对待的人，你会如何回应？你愿意和他们多待在一起，还是保持距离？另一方面，那些拥有一种积极、乐观心态的人能看到杯子是半满的。他们引来的是完全不同的回应。你对这些人会怎么回应？

你自己呢？你是乐观还是悲观的？为了帮助你确定是否需要调整心态，要花几分钟时间了解一下你目前的心境。你看到的杯子是半空的还是半满的？这在你的生活中是如何反映的？别人说你消极吗？你是带着活力和激情迎接每一天，还是宁愿躺在床上睡大觉？你抱怨每一个人和每一件事吗？如果你不确定如何回答这些问题，就问一位朋友对你注意到的是什么。你的朋友对你给别人留下的印象可能会更客观。一旦你意识到自己的心态（换言之，就是你的想法），你就能通过改变自己如何想来调整自己的心态了。

在妻子收拾好东西带着他们 4 岁的女儿搬出去之后，皮埃尔进了一家治疗机构。他的妻子在过去的一年里一直在参加匿名戒酒者协会的聚会，因为她担心皮埃尔的酗酒问题，而他因酒驾被捕则成了压倒骆驼的最后一根稻草。在她们走出大门的时候，皮埃尔的女儿看着他说："爸爸，你喝得太多了。"女儿的话令皮埃尔心都碎了。

在第一次接受治疗时，皮埃尔不认为自己喝酒有多大问题。他想，毕竟，他并不像他的大多数哥们儿喝得那么多。事实上，他总是那个开车送朋友们回家的人——所以他才会酒驾。但是，随着治疗的进行，皮埃尔开始看到酒精给他的生活带来的毁灭性影响。他的父亲是一个喝醉了就打孩子的有暴力倾向的酗酒者。皮埃尔认为，由于他从没有作出过像父亲那样的行为，所以他还不算太坏。在集体心理治疗的谈话中，他开始意识到自己有多么经常不在家或没有陪妻子和女儿，以及他多么不了解自己的感受。

在完成了这个治疗项目之后，皮埃尔仍然每天参加匿名戒酒者协会的聚会，他找到了一位引领人，参加了他的后期辅导小组，并且努力完成自己的康复计划。他恳求妻子回家，并发誓他们的生活将会改变。她以前也听过他发誓；她知道自己需要更多时间，而且即便他的想法已经改变了，但她需要关注他的行为，而不是他说的话。

在参加匿名戒酒者协会的过程中，皮埃尔的心态和对待生活的方式持续改变着。他不再酗酒，而且现在开始思考自己希望拥有什么样的生活。他和妻子分享了自己的感受，并且开始谈论一些让自己苦恼的事情。生活并不完美，但皮埃尔感觉自己在成长。当他在一次聚会中获得代表成功戒酒一年的筹码时，他眼含着热泪说："我从没想到过我会这样说，但我是一个充满感激的酗酒者，而且，我现在真正知道了这句话的含义。"

皮埃尔在治疗过程中改变了他的心态。他从最初认为自己喝酒不是什么大事，到后来认识到他的行为正在摧毁他的家庭。正如你在本书中看到的那样，你已经发现了很多改变自己心态的方法。

放弃魔幻思维

如果你希望做出改变并获得进步，能够发觉你或其他人陷入了我们所说的"魔幻思维"是必不可少的。所谓魔幻思维，即相信仅凭想象、幻想、期望或计划一件事情就能使其如你所愿。如果你在与一个人的关系中不快乐，而一直希望一切会变好，但你却不做出任何改变，你就是陷入了魔幻思维。

判断自己是否陷入魔幻思维的另一种方法，是回头看看第5章，你在那里知道了"你认为生活应该什么样"与"生活实际什么样"两者之间的差距。这一差距的大小反映了你体验到的压力有多大。当你注意到这个差距很大，而你却什么都不做，并且假装会改变时，你就是陷入了魔幻思维。

如果你希望前行，你就需要发现自己的魔幻思维。如果你相信只要自己等待的时间足够长，你和另一个人之间的所有分歧就会自行消失，这就是魔幻思维。当你陷入魔幻思维时，你是在阻碍自己面对现实。如果你不知道幻想和现实之间的区别，你就无法作出健康的选择。魔幻思维只会带给你失望。注意魔幻思维在下面的例子中如何给安妮特和查克造成了混乱。

安妮特和丈夫结婚已经12年了。他们有三个孩子，住在郊外，这正是安妮特曾经梦想有一天会过上的生活。不幸的是，这是安妮特的现实生活唯一符合其梦想的地方。她幻想中的丈夫是温柔、有趣并有爱心的。然而，她现实中的丈夫每天都工作到很晚，在孩子们快睡觉时才筋疲力尽地回到家，并且会冲孩子们大吼大叫，指责他们脏乱和不负责任。他不断的批评对于孩子们而言是一种虐待。有一次，当她恳求丈夫不要对孩子们大吼时，他把她推到了墙上。安妮特的朋友们敦促她在情况变得更糟之前赶紧离开，但她告诉她们，她的家庭很重要，而且一旦她丈夫的工作压力没有那么大，情况就会变好。安妮特的魔幻思维使她一直期待着有一个更好的未来，尽管缺乏事情有可能改变的任何证据。

查克相信说出一件事情就会使其成真。比如，他说他想改造厨房，并且在脑海中想象自己完成了这件事。所以，当这件事情在现实中并没有完成时，他对妻子的抱怨感到诧异。毕竟，他已经说了他会重新装修。查克的这种魔幻思维让很多人都非常生气——尤其是在办公室。他不停地做出承诺，却不遵守。不止一次，当有人质问他为什么不坚持完成工作时，他一脸无辜地说道："我发誓我已经做了。我没有说我会做吗？"

为什么查克相信只要说出别人想听的话就足够了？为什么安妮特会坚持待在有虐待性的关系中？只要安妮特与丈夫和孩子们一起生活，她就能保住自己拥有很好的家庭、房子和婚姻的幻觉。只要查克相信他自己说出的话，他就能避免审视自己的行为。安妮特和查克怎样才能接受现实呢？对于安妮特来说，遭受身体虐待、看到孩子们受到伤害，或者发现丈夫有了外遇，可能会唤醒她。对于查克来说，被炒鱿鱼或许会引起他的注意。

不要等到你的生活恶化才放弃你的魔幻思维。要从注意到自己感觉到越来越多的压力时就开始。压力能表明你的理想与现实之间的差距已经变大了。要问问你自己，你在用魔幻思维逃避何种现实？如果你接受现实，生活会有什么不同？无论答案是什么，都要相信自己有能力解决。如果不再沉溺于魔幻思维，你就有机会变失望为幸福。然而，还有很多方法可以帮助你调整心态和观念。继续往下看。

行动计划——重写你的信念

我们将这个活动推荐给那些通过改变想法来做出改变的人。如果你更喜欢通过感受或行为的改变来做出改变，你会发现本章的其他选择对改变会更有帮助。（感谢我们的同事李·施内布利为我们演示这个练习。）

首先，把你的信念都列出来。然后，把你不喜欢的那些划掉，并在相应的地方重新写出你的新决定。为帮助你写出你的信念，可以看看你在第 6 章写下的早期记忆，以及如何对它们进行解释并发现你的信念。

当你在对自己的记忆进行研究时，要寻找你的极端想法，尤其是那些暗示事情只有一种方式的表述。看看你是否能想出更有鼓励性的替代选择。在完成了你的清单之后，把它放在你日常可以看到的地方。它们可以成为对你的肯定语。要注意，在以下清单中，每个人是如何将一个信念变为更温和、给人鼓励和赋予人力量的表述的。

我不必独自做这件事——我可以寻求帮助。

哈利：~~我不能让任何人帮助我。~~

如果需要，我可以寻求帮助。

肖恩：~~我不会再寻求帮助。~~

而且不必担心自己是次要的人。

布莱斯：我喜欢参与其中，~~并且不希望被当成次要的人对待~~。

我犯了一个错误，但这不是世界末日。

冬姆：我看到了自己所做的事情，我知道~~我现在有麻烦了~~。

行动计划——通过自我肯定改变想法

你还可以用其他方式给自己列出一些肯定语。很多书籍、日历、期刊和其他工具上都有每日箴言。如果你使用电子邮件，你可能每周都会至少收到一封肯定语的邮件。自我肯定语是一种用全新的、乐观的和肯定的思考方式来替代你旧的、破坏性的思考方式的很流行的改变想法的办法。

一旦你找到了自己喜欢的肯定语，自己可以列一份清单。把这份清单贴在洗手间的镜子上、冰箱上，或者你每天都可以看到的其他地方。你看到并将自己置身于肯定语中的次数越多，它们就能越快地成为你的想法的一部分。

本书的一位作者最喜爱的肯定语是：弟子曰，"我感到沮丧，当如之何？"师曰，"鼓励别人。"（禅宗谚语）

培养一种好奇的心态去理解他人

当你形成一种好奇的心态时，你就能够以一种不带威胁的方式探究他人对现实的看法。好奇的心态使你能保持开放，获取信息，了解他人，保持关心并且理解他人的问题。

杰美和纳迪亚是朋友，她们每周都在一起锻炼一次身体。纳迪亚抱怨杰美跑得太快，并让她跑慢一些。杰美不理解这有什么问题。她从来不抱怨纳迪亚跑得慢，而且不介意跑完后在停车场等她。事实上，她鼓励纳迪亚按照自己舒适的步伐跑步，但是，告诉纳迪亚这一点只是造成了一场争论。

杰美知道她们在一些事情上看法不一致，所以，她决定采用一种好奇的心态，看看她能从中了解到什么。在喝咖啡时闲聊了一会儿之后，她问纳迪亚："那天你说'你有那么快吗'，是什么意思？"纳迪亚回答："我们约在一起跑步，然后你就跑没影了。"杰美问："你是说我跑得比你快吗？""当然啦，"纳迪亚说，"你就那么跑开了，留下我一个人。""多告诉我一些。"杰美说。纳迪亚看上去有点疑虑。"好吧……我对一起运动的理解是肩并肩一起跑，以便我们能聊聊天。我不喜欢最后只剩下我自己。"她回答。杰美问道："这有什么让你心烦的呢？""我不喜欢跑步，除非我可以和别人聊天，而且我尤其不喜欢一个人在公园跑步。这让我害怕。我想我们两个人在一起会更安全。"纳迪亚回答道。"现在我懂了，"杰美说，"我很高兴我问了你，因为我永远不可能猜到这些。"

杰美以好奇的心态发现的是，她们两人对于一起运动的想象是不同的。这与谁对谁错无关。纳迪亚想一起跑步。杰美喜欢一起出发，每个人按照各自感到舒适的步调跑，最后在终点会合。

如果杰美和纳迪亚想制订一个适合两个人的计划，放弃试图改变对方并接纳她们的想法不同，是有帮助的。想象你自己处于类似的情形。你能对建议持开放态度，而不是寻求责备，试图证明你们孰是孰非吗？

好奇心是一种运用你在正面管教中学到的积极的反射式倾听

的技能，这能帮助你在与孩子发生冲突时坦诚地沟通，增进理解，并让你与孩子更亲密。这是传递爱的讯息的一种方式。这种开放、积极的倾听在成年人的关系中也同样有效。当你和一个朋友或家人在面对因各自不同的现实而产生分歧和冲突时，像下面所列的"启发式问题"是你能说出的最充满爱的话语。

启发式提问

用这些问题能帮助你练习并培养一种好奇的心态：

· 你是在说……（作一个猜测）吗？

· 你可以（愿意）多告诉我一些吗？

· 让你困扰（心烦）的到底是什么？

· 还有别的吗？

除了问这些澄清性的问题，当你真的好奇时，你可以不张嘴就说出任何想说的话！这里有一些例子：

"嗯……" "嗯，嗯……" "哦……" "：）"

通过感受达成改变

作为阿德勒心理学派，我们相信我们是不可分割的人，我们的心灵和我们的身体是紧密相连的，我们的信念影响着我们的生理机能。我们遇到过很多来访者都是通过他们的身体表达他们的问题的；对他们来说，在他们努力让身体连通感受之前，改变不会发生。如果你是一个更喜欢通过感受达成改变的人，你会发现这部分内容很有帮助。

更多地了解你的感受

我们说过，感受是你身体内的能量。你可能难以承认你体内的能量是一种感受。或许，你一直将这种能量看作是消化不良或其他疾病。这正是第 1 章的"感受脸谱"能有帮助的地方。把它贴在你家里的冰箱上，以帮助你识别这些与感受相应的词汇。

里德是一位很受喜爱的家庭执业医生，在最近的 8 个月里，他一直感到抑郁。他停止了慢跑，讨厌去上班，并且，在回到家里时，会没完没了地抱怨要写的那些报告。他的科室主任从不放过任何一个机会斥责他，因为他看诊的速度不够快或不能及时完成报告。里德不喜欢被训斥、威胁或告知他不能给予病人他觉得他们应得的时间和关注。

里德还感觉到了额外的压力，因为他和妻子最近刚买了一幢房子，而且他们喜欢住在城里。一方面，他担心如果丢了工作，他就不得不搬家，但另一方面，他难以忍受自己不得不像现在这样行医。他感到自己陷入了困难，沮丧而抑郁；而且，尽管他认为自己不会真的自杀，但他确实有过结束这一切的想法。

我们知道有些人有间歇性的抑郁"发作"，而有些人感到抑郁很多年。他们在家里或工作中一直处于不愉快或虐待的人际关系中。他们形成了一系列的想法、感受和行为，并让他们陷入了不能正常生活的沮丧中。如果他们仔细倾听这种被他们称作"抑郁"的感受，而不是对其进行药物治疗，他们就会意识到，这些感受是在告诉他们去做一些改善他们的境况的事情。

当里德倾听了自己的感受之后，他决定开始心理治疗。在治疗过程中，他发现科室主任让他想起了自己粗暴的有虐待倾向的父亲，他父亲会突然冲进房间，抓起离得最近的一个孩子，并痛打一顿。里德没有办法保护自己或弟弟们，这与他的科室主任对他随意斥责和威胁时完全一样。难怪他会感到抑郁。然而，里德认识到，他已经不再是一个孩子了，并且他没有陷入困境。他是有选择的，并且他已经准备好了采取行动。

每当米奇去姐姐家拜访时，都会看见姐姐的男朋友坐在沙发上紧挨着姐姐并亲吻她。米奇感到很不舒服。他把这件事告诉了他的朋友朱迪，她看着他说："听上去你是在嫉妒。""我没有。"米奇反驳道。"等一下，米奇，"朱迪说，"这并不是罪过。嫉妒是一种感受，告诉你你想要什么。你不是对我说过希望自己生命中有一个特别的人吗？"

米奇可以花更多时间结交不同的人，与志同道合的伙伴一起参加活动，张贴一则个人广告，或者告诉朋友们他希望认识更多的女性。他不必因为感到嫉妒而痛责自己，他可以运用这种感受中的能量朝自己想要的目标前进。

行动计划——感觉你的感受——而不是思考你的感受！

即便你相信有任何感受都没关系，但你可能会思考感受，而不是感觉它们，从而失去它们能给你的帮助。我们建议你用一种简单的方法来帮助你感觉你的感受：在你开始说话前，把一只手放在你的心上或腹部。这有助于你说的话是发自内心或肺腑的，而不是出自大脑的。试一试，看看有什么不同。你越是能根据自己的感受说话，就越能与他人建立情感联结。认识到这一点，会成为你人际关系中的一个转折点。如果将手放在你的心上或腹部有助于你说出自己的感受，就要务必这么做。

罗莎和米格尔的四岁的儿子在一所互助式家庭幼儿园。罗莎每周去参加一次幼儿园的晚间聚会，而米格尔则在家里陪儿子。有一次，几位妈妈在聚会后决定去附近的酒吧喝一杯。当罗莎回到家，并告诉米格尔，能和其他妈妈们交朋友让她多么兴奋时，她无法理解为什么米格尔看起来那么生气，但是，罗莎和米格尔当天晚上都没有多说什么。

在接下来的几个星期，罗莎注意到，米格尔每到聚会的晚上就很易怒。在每次聚会前，他都会不停地问她什么时间回到家。他还开始让她很难准时出门。罗莎问米格尔怎么了，他回答："没什么。"但是，罗莎知道出了问题，并且决定试一试自己在聚会中学到的沟通方法。

她把一只手放在心上，并告诉米格尔，当他表现得不信任她并且想让她在聚会的晚上待在家里时，她很伤心。她把手移到肚子上，接着说："我感到生气和怨恨，而且怀疑你是不是不想让我有朋友。"米格尔开始告诉罗莎他在家要做多少事，他们的儿子有多么难对付，以及他认为罗莎不应该在晚上去聚会。

"好的，我听到了，但是，这些话是来自你的头脑，"罗莎说，"现在把你的手放到你的心上，然后跟我说。我想听你的感受。"米格尔显得很惊讶，但是，当罗莎将他的手轻轻地放到他的心上时，他说："我想念你晚上待在家里的时候。我辛苦工作了一天，想和你待在一起。"

"好，"罗莎回答道，"现在，把你的手放到肚子上，告诉我到底是怎么回事。"

"你是什么意思？"米格尔问道。

"对我说实话，"罗莎回答，"这一切是从我告诉你去酒吧那件事之后开始的。"

"我讨厌你去酒吧。你很漂亮，我担心有些家伙会勾搭你。我担心会失去你。"罗莎意识到，在愤怒之下的内心深处，米格尔是害怕。

像大多数人一样，米格尔很容易用头脑说话，靠着脖子以上的部位生活。用脖子以下的部位生活，意味着要转向你的感受。当你能识别并说出自己的感受时，你就开始发自内心和肺腑地说话了。转移到腹部，将使你能够说出最深处和最真实的感受。想想"肝胆相照"这个词。当你能达到这种程度时，你就做到了完全的真诚。

当米格尔做到"肝胆相照"时，罗莎对米格尔感到了同情。她感到了他的脆弱，并被他对自己的渴望感动了。"肝胆相照"为两人的关系造成了真正的亲密。你要在这种程度上表达你的感受，知道对方不会贬低你、驳斥你或取笑你是有帮助的。同时，当你以这种方式向对方敞开心扉时，你会得到对方的尊重和同情。

评判感受

我们中的很多人从小到大都相信拥有某些感受是不好的。感受没有对与错、好与坏、正面与负面之分——它们只是告诉你身体内部所发生的事情。无论拥有任何感受都没关系。不要评判它们，也不要害怕体验和表达它们。一旦你学会关注感受并说出它们，你会发现很多有关自己的有价值的信息。你的感受永远不会对你撒谎。你可能害怕识别感受，因为你认为那就意味着你不得不对它们做些什么或带着这些感受去做事。但是，感受不同于行为。尽管感受是能量，但是，当你有某种感受时，你对于该怎么做有很多选择。

给感受贴上积极和消极的标签是很常见的做法。是时候纠正这一谬误了。感受只是感受。它们不会置你于死地。它们会出现，并会消失。它们就像你汽车仪表盘上的警示灯——为你提供关于你的想法和行为或可能的行为的有价值的信息。有些感受可能会

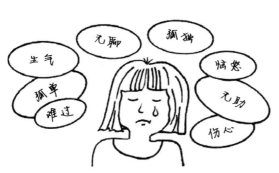

比其他感受更令人不舒服或者更少见，但是，它们不是你的敌人。你可以从中学习。

遭受非议最多的一种感受就是愤怒。这可能是因为人们看到了行为，并且认为行为就是感受。如果有人在大声叫嚷，或者在欺负或虐待他人，这种行为会被误认为是愤怒。这不是愤怒。这是不尊重的行为，可能是由很多种不同的感受产生的。一些人希望完全消除愤怒，并且坚持认为根本不存在这种感受，认为愤怒只是对伤心的一种掩盖。

很多人完全不了解自己的感受或者害怕感受。愤怒，就是让人感到害怕的一种感受，有时被看作是一种"负面"情绪。愤怒

是人们对于失去控制、过度控制、无能为力、缺乏控制、被指使，或者不能得偿所愿等情形的一种反应。当你不再轻视愤怒的感受时，无论是你自己的还是别人的，很多关系都能得到改善。如果你想更多地了解自己的愤怒以及它在试图告诉你什么，可以试一试下面的活动。有了更多的理解，你就能以更尊重的行为来处理自己的感受了。

觉察活动——愤怒的十个手指

伸出你的双手。想象在每个手指上放一件令你愤怒的事情。你不需要记住每个手指上是什么事情，而只要记住最后三件事。这个活动能帮助你发现埋藏在内心深处的令你愤怒的问题，当你放下一些小问题之后，它们就会浮现出来。

有些人很快就能想出让自己愤怒的十件事；其他人需要的时间多一些；而对于那些完全不知道自己的感受的人来说，用的时间会更长，但这种努力是值得的。要有耐心并鼓励自己，要知道你需要花多长时间都没关系。

这是一个人为其愤怒的十个手指想出来的事情：我对我的上司很愤怒，因为他不欣赏我；我很愤怒，因为我挣的钱不够多；我很愤怒，因为我刚踏进家门，我的妻子就找我帮忙；我很愤怒，因为我的孩子们被宠坏了并且要求太多；我对我的父母很愤怒，因为他们没有在我小时候教给我更多技能；我很愤怒，因为我总是没法去钓鱼；我很愤怒，因为我钓鱼的时候总是钓不到（这让他笑了起来）；我对自己很愤怒，因为我不能坚决维护我想要的；我很愤怒，因为生活并没有朝着我希望的方向发展；最后，我很愤怒，因为我看不到有任何办法可以使事情变好。

在完成这个活动之后，问问你自己学到了什么。说说你放到最后三个手指上的某件事（第8个、第9个或第10个），并探究你当时是如何处理那种感受的。你是忽视它、压抑它、大发雷霆，或者借酒精和毒品来麻痹那种感受吗？其中有没有哪种行为反应是对自己和他人不尊重的，并且无法解决那个造成你愤怒的问题？上述例子中的"钓鱼人"处理愤怒的方式，是放弃并责备他人。

以尊重的方式处理你的愤怒

有很多尊重地处理你的愤怒的方式。其中一种是简单地承认它，并对自己说："我很愤怒，这种感受没关系。"或者，你可以对那个在你看来使你的生活变得很痛苦的人说："我很愤怒，因为_____，而我希望_____。"这是一种简单但有效的缓解愤怒的方式。另一种解决办法是寻找其他选择，因为愤怒往往源于你相信自己别无选择。如果你找不到其他选择，有时，和别人一起就你可能拥有的选择做头脑风暴会有帮助。你还可以寻找能够让自己再次前进的小步骤。虽然听起来很难相信，但是，除了你自己，没有任何人可以主导你，而且你唯一可以改变的人只有你自己！

上述例子中的"钓鱼人"很震惊地发现了自己有多么愤怒。他从不认为自己是一个愤怒的人，而只是一个不够幸运的人。他决定每周计划一件自己想做的事——并要付诸行动。令人吃惊的是，他想做的一些事情竟然是与孩子和妻子一起做。他告诉自己的孩子们，他想和他们一起去钓鱼，孩子们答应了。他告诉妻子他想让她休息一个晚上，由他负责准备晚餐以及清理。正是靠这些简单的步骤，他开始对自己和生活感觉都越来越好了。他第一次认识到，他对自己的生活比以前认为的有更多掌控。通过关注并承认自己的愤怒，他能开始让自己的生活变得更美好。

从疾病中获取信息

另一种通过感受达成改变的方式，是从你的疾病中获取信息。如果感觉生病了，你可能会去看医生，而医生会寻找原因或诊断一种疾病。然后，他可能会试图通过手术、放射或服药等手段来治疗或控制病情。我们对于疾病有另一种理解方式。我们鼓励你去发现这一疾病可能要达到的目的，以便你能看到在康复中发挥积极作用的选择。

疾病有时会服务于一个目的。如果你正在生病，你会感到不舒服，很忧虑，很痛苦。你不是故意生病的；疾病是真实的，有时甚至是致命的。但是，疾病会服务于一个目的，你的身体是在对你"说话"。你甚至可能用过一些反应"身体对话"的表达方式，比如"她是个令人头疼的家伙""别在我背后指指点点"以及"他的肩上担不起责任"。

生病的一个最明显的目的，可能是为了被认可为一个总是生病的人。或者，你可能是为了通过让别人照料你来寻求得到特别服侍。或者，你可能是希望能让自己免除某项任务或生活中的某些方面。比如，因为你需要休息而耽误一天工作，可能是不可接受的，而因为你"病了"待在家里则会得到允许。

这并不是有意识的或故意的，但是，一旦你理解了一种疾病的目的，你就能决定自己想对此做些什么，以及你是否想通过探究其他有建设性的方法来使自己的需要得到满足，参与自己的康复。

我们的这种想法并不是独一无二的。很多人都确认了身心之间的联系，并以此来帮助别人康复。（我们尤其感谢露易丝·海的研究，她的著作《治愈你的身体》在我们为来访者提供咨询帮助中具有极其宝贵的作用。）

马丁高中毕业后在一家车身维修厂工作。虽然他喜欢修理汽车，但他厌恶他的老板。他讨厌被呼来喝去、被批评以及被留到很晚才下班，只为了听老板对加班费的抱怨。在一天尤其艰难的工作后，马丁顺路去了妈妈家，他说："我再也受不了啦。"妈妈建议他找老板谈一谈，因为他确实需要这份工作，而且新工作可能很难找。马丁害怕他的老板，但是，在和妈妈聊过之后，他决定试一试。第二天早晨，马丁醒来时发现自己得了喉炎。除了吱吱声，他的嗓子什么话也说不了，因此他决定待在家里。

邦妮发现自己根本无法出门，因为她对草坪、杂草以及几乎所有种植的东西都过敏。尽管在服药，她也会打喷嚏、气喘和皮肤发痒。有一天，她参加了一个阿德勒心理学课程，那节课的主题是行为的目的。邦妮知道自己真的讨厌打扫庭院，而她想知道自己这和她的过敏症之间是否有联系。她决定做一个实验来查明真相。她采取的第一步是在内心把"我不能"改为"我不愿意"。然后，有一天，她鼓足勇气，大声对丈夫说："我不愿意打扫庭院，"

而不是"我因为过敏症不能打扫庭院"。过了一段时间，邦妮发现她需要的药物减少了，而且在出门时主要的不适症状也消失了。她还发现，如果她不介意去洗车和购物的话，她的丈夫很乐意打扫庭院。

通过改变行为鼓励自己

有很多种致力于"想法，感受，行为"中的行为部分的方法。本书的两位作者是以父母教育工作者开始自己的职业生涯的。父母教育的重点主要都放在父母的哪些做法不管用，以及他们可以怎么做来改善亲子关系。父母们学到了很多关于鼓励以及如何对孩子进行鼓励的方法。当父母改变了自己的行为时，他们（以及他们的孩子）会感觉更好，并且他们会改变自己和他人的心态（想法）。你怎样做可以鼓励自己和他人，几乎可以列出一个无穷无尽的清单。在这里，我们将关注一些重点。

改善你的沟通

你可以通过剔除你在与人交谈中的责备，创造出考虑到对方的不同现实的尊重的交流方式，来改善你们的沟通。（第8章有更多改善沟通的方法！）

我们发现，最有效的一个句式是"我感到……因为……我希望……"。这种"我式句"非常容易使用。它需要的词很少，因此别人更可能倾听你，而不是对你充耳不闻。它以你对自己感受的陈述作为开始，这会在你和对方之间直接建立一种情感联结。人们不擅长猜测你的感受和需要。如果你用这个句式，你就能以轻松而尊重的方式与别人分享你的感受。

我们在托马斯·戈登的著作中第一次发现了"我式句"，但是，我们发现，如果不用"你"这个字，使用他的句式会很难。"你"往往会让倾听者立刻进入戒备状态。琳·洛特将该句式改成了以"我感到……"开始。当你用一个感受词汇作为开始时，大多数人都会停下自己正在做的事情并开始倾听。对于那些可能会过度戒备的人，你可以这样开始交谈："你不会有麻烦。我只是想让你知道我的感受。可以吗？你愿意听一听我要说的话吗？"

菲伊和她的室友总是因为扔垃圾的事情争吵。斯图尔特说他想负责处理垃圾，但是，他从来不把垃圾拿出去，除非菲伊唠叨、大喊并威胁说自己要拿出去。菲伊决定试试"我感到……因为……"这个句式，她认真地把自己想说的话写了下来。当她又一次看到垃圾溢出来时，她走到斯图尔特身边，平静地说："我感到很生气，因为垃圾已经溢出来了，并且我希望垃圾桶现在就被清空。"一开始，斯图尔特开始找借口，而菲伊平静地强调："我们有过约定，我希望我们俩都能遵守。"斯图尔特结结巴巴地说了些含糊的话，然后抓起垃圾朝门口走去。

尽管这个句式看起来很简单，但是，你需要练习才能够识别自己的感受并传递一种尊重的讯息。我们建议你不要使用"你"这个字，因为它会造成戒备和抗拒。重要的是要记住，即便你说了一句完美的"我感到……因为……"的话，只是要求你需要或想要的，并不意味着你一定能得到。你只能做到你该做的。如果对方不愿意以尊重的方式回应或沟通，那么，你可以决定自己怎么做。

想法、感受和行为在现实生活中的综合运用

桑德拉和姐姐苏·艾伦之间多年来一直存在问题。在治疗师的建议下，桑德拉参加了一个人际关系的讲习班。当讲习班的带领人阿里邀请一名志愿者帮助他表明想法、感受和行为之间的联系时，桑德拉举起了手。

阿里让桑德拉想一想让她烦恼的一种人际关系，并向大家描述出来。她开始哭了起来，阿里安慰她说，哭没关系，大家会等她准备好讲述她的故事。桑德拉抽泣着向大家讲了最近发生在她和姐姐之间的一件事，她的姐姐在没有让她参与的情况下就改变了感恩节和圣诞节的家庭传统。"我感到好像她把我抹掉了，就像平常一样，"她告诉大家，"当她告诉我这件事的时候，我很生气，我甚至没等她说完就挂了电话。从那以后我几乎一直在哭。"

阿里让桑德拉和大家放心，讲习班是帮助她解决这种情形的一个完美机会。当桑德拉平静下来时，他问道："你想要什么？知道你的目标是什么，有助于你从我们接下来的活动中收获更大。"桑德拉说："我真正想要的，是要在作出改变时我能参与决策过程。仅此而已！"

阿里在黑板上画了三个圆圈，在第一个圆圈下标上"想法"，在第二个圆圈下标上"感受"，在第三个圆圈下标上"行为"。然后，在这三个圆圈的下面写上："桑德拉的目标：参与决策过程"。

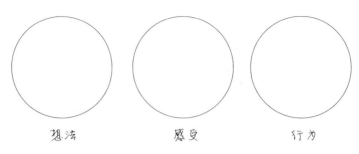

桑德拉的目标：参与到决策过程中。

　　"让我们来看一看你对这个问题的想法如何影响你的感受，而你的感受如何影响你在这一情形中的行为。"他对桑德拉说。

　　然后，阿里问桑德拉，在苏·艾伦说她已经改变了节日安排时，她有什么感受。桑德拉回答："我想大发脾气。"阿里向小组成员和桑德拉解释说，"我想大发脾气"是一个想法，而不是一种感受，他让桑德拉再试一次。"在你想大发脾气时是什么感受？用一个词来形容。"他提示道。桑德拉想了一会儿，回答道："狂怒。"阿里在中间的圆圈里写下了：

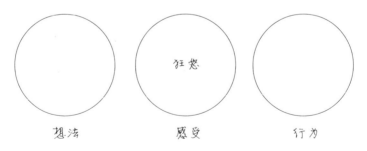

桑德拉的目标：参与到决策过程中。

　　接下来，阿里让桑德拉描述她感到狂怒时，她做了什么。桑德拉说："我开始大哭。"阿里在最后一个圆圈里写下：

174

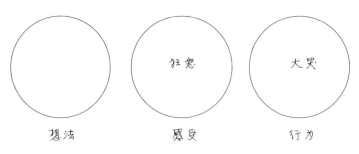

桑德拉的目标：参与到决策过程中。

　　"所以，你感到狂怒，并且你哭了。在发生这一切时，你在想什么？你脑子里的想法是什么？"阿里问。桑德拉似乎被难住了，回答说："我不知道。"阿里说："大多数人一开始都会这样回答，因为他们意识不到自己的任何想法。他们的思考不是有意识的。回到你和你姐姐的情形，全神贯注于你脑子里的想法，然后告诉我。"桑德拉停了一会儿，然后说："我无法相信她会这样对我。我不重要。"阿里把这些话写在第一个圆圈里：

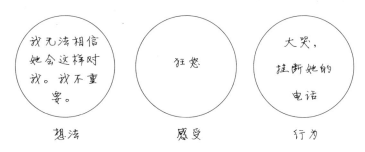

桑德拉的目标：参与到决策过程中。

　　"来看看桑德拉的模式，"阿里说，"她认为她不重要，感到狂怒，并且哭了起来。这个模式是如何对她起作用的？"桑德拉和所有人都笑了。"这肯定不会让我达到参与决策的目标。"

桑德拉说。

为了说明桑德拉可以如何创建一个不同的、更令人满意的模式，阿里在原先的圆圈下方又画了三个圆圈，标上了同样的内容，他说："既然你创建了第一个模式，你也能创建一个新的模式，它会帮你更加接近你的目标。"

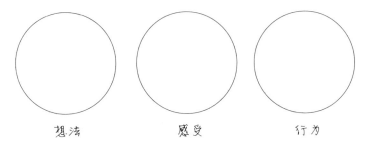

桑德拉的目标：参与到决策过程中。

然后，他问桑德拉愿意有哪种感受，而不是狂怒。她想了一会儿，摇摇头说："我不知道。"阿里让她看第 1 章的感受脸谱，并解释说："当你不习惯用语言表达感受时，往往很难找到一个正确的词汇。这个感受脸谱可以帮助你。"桑德拉研究了一会儿脸谱图，然后指向了"平静"。阿里在中间的圆圈里写下了"平静"。

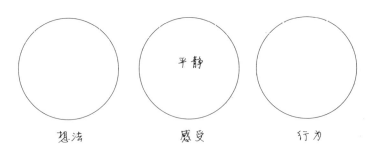

桑德拉的目标：参与到决策过程中。

"如果你感到很平静，"他接着问，"你会怎么做？"桑德拉回答："我会放慢语速，用正常的语气，说出我想要的。"阿里把桑德拉的这些话写在了"行为"圆圈里。

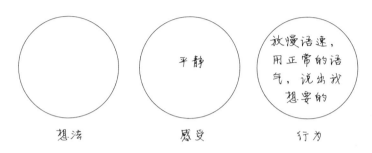

桑德拉的目标：参与到决策过程中。

他接着说："现在想象你感觉很平静，用一种正常的语气说话。你会有什么想法？"桑德拉再次停顿了一下。然后，她说："我可以冷静地面对她。我可以说出我想要的是什么。"阿里把这句话写在第一个圆圈里。

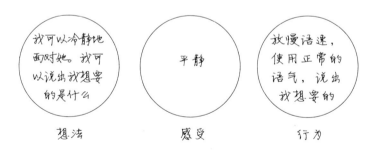

桑德拉的目标：参与到决策过程中。

他说："桑德拉，你已经创造了一个不同的模式。这能帮助你达到目标吗？"桑德拉点了点头。

通过改变你的想法、感受或行为，你就可以像桑德拉那样建立一个新的模式。（本章的第一个行动计划"运用'想法、感受、行为'圆圈来鼓励自己"，已经带你走了一遍整个流程，这会帮助你在人际关系中作出改变。）你可以决定自己希望拥有什么感受，采取什么不同的行为，以及告诉自己什么。只要改变其中的一个圆圈，其余的圆圈就会发生改变。对于一些人来说，改变想法更容易。另一些人需要从改变感受开始。还有一些人做出改变的最佳方式是通过学会采取不同的行为。无论你决定从哪个圆圈开始，你都会发现鼓励自己的一种新方式。

行动计划——通过简单步骤改变你的想法、感受和行为

阅读和学习也许能让你起步，但是，实践才会让你彻底从沮丧走向鼓励。从下面的清单中选择一个或两个改变你的想法、感受或行为的建议，每天尝试进行练习。

关于想法的建议：

·不要陷入魔幻思维；要相信别人就是那个样子，而不是你希望他们成为的样子。要记住，毒蛇始终是毒蛇，即便它盘成一团睡着了。

·要问对方的想法，而不是想当然。

·要考虑到风格的差异和各自眼中不同的现实。我们看事情的方式很少与别人一致。

关于感受的建议：

关注你的感受。列一个清单，每天写出一种你拥有的感受。用感受脸谱来帮助你识别并说出感受。

· 每天向一个人大声地说出自己的一种感受。

· 使用"我感到……因为……"句式说出你的想法和感受，让别人更真诚地倾听并放下戒备。

· 为避免以不安全或不尊重的方式表达感受，要学会识别愤怒在你体内所造成的变化，并让自己学会在与别人冲突前先平静下来。

· 如果别人表达愤怒的方式让你害怕或拖延，要让对方知道，你愿意倾听他的感受，但是不愿意遭受虐待。要告诉对方，如果出现那种情况，你会暂时离开，直到他平静下来并能尊重地交流。然后，就这么做。

· 在和一个朋友交谈时，把你的一只手放在你的头上、心上和肚子上，看看会发生什么。

· 如果你对一个人感到愤怒，就给对方写一封信，说说你的感受。你不需要把信寄出去——你可以把它撕掉或者放进抽屉里。然而，如果你想寄出的话，要在写完信后的一两天重读一遍，再投入邮筒。

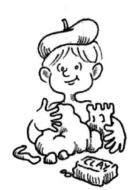

· 要允许自己倾听你内心的感受，并相信它们对你的指引。

· 去健身房进行一次高强度的运动，或者去散步或跑步，让你的感受给你指引。

关于行为的建议：

· 如果想到了，就说出来。

· 要确保嘴里的舌头和鞋子里的舌头保持一致。如果说了，就要做到。

·要记住，你可以想要自己想要的任何东西，并且表达出来，但是，这并不意味着你会得到它。

·决定你自己要做些什么来满足自己的需要。要提醒自己，仅仅因为你做了某件事情，并不意味着别人会以你希望的方式作出回应。

接受各种可能

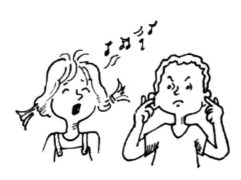

鼓励就是要有成长和改变的愿望，并且接受各种可能性。在你开始了解周围所发生的事情以及你在其中所扮演的角色时，如果你能简单对这些事情进行接纳，你就会惊讶于那么多的选择会自己呈现出来。这些选择包括改变你的想法、改变你的感受，以及（或者）改变你的行为。它们都是紧密相连的，因此，如果你改变一个，其他的也会改变。尽管目前流行的想法会让你不相信这一点，但这一切都可以在不使用任何药物的情况下做到。

下面的建议来自于琳·洛特对自己在最近一次的公路旅行中学到的东西的思考。或许，你在最近的生活中也进行过一些探险。或许，你从小时候起就一直隐藏着一些不为人知的愿望，而现在是时候去探索了。想一想你可以列出一份什么样的清单来鼓励自己和他人。通常，学习来自于对过去的回顾，而不是为下一步做计划。

· 追随你的梦想。

· 与那些了解并支持你的人在一起。

· 即便最完美的计划也有可能一败涂地，所以要时刻准备将错误变为奇遇。

· 与家庭保持联结。

· 给朋友留出时间。

· 随时准备迎接惊喜，因为事情不会总是如你所想。

· 建立适合自己的日常惯例。

· 欢迎"不速之客"。

· 熟悉的地方也要再去一次。

· 不好就是不好，无需伪装。

生活是一个循环，结局很少是终点。

第 *8* 周

呵护和培养健康的人际关系

你在等着别人好好干、守规矩或得到一些帮助，以便你的生活能变得更好吗？或者，你可能认为与别人相处中的所有问题都是你自己的错？或者，你相信自己只是运气不佳？你的心理、情感和身体的健康和幸福都取决于你的人际关系的质量——与你的配偶或伴侣、家人、朋友和同事的关系，当然，还包括你和自己的关系。

要成为一名鼓励咨询师，就要以一种全新的方式思考你与他人之间的关系。真正的改变从你开始。不要责备自己、责备他人，或感觉自己是环境的受害者，你要学会如何用建立在鼓励基础之上的尊重的、合作的、横向的人际关系来取代不健康的关系。

什么是人际关系？

我们发现，大多数人对人际关系并没有清晰的认识。我们要为你介绍如下图所示的"关系之船（Relation-ship）"。我们发现，将问题中的所有相关当事人想像为坐在同一条船上的人，有助于我们对一种困难情形进行透彻的思考。下面是这条"关系之船"可能呈现的不同情形。

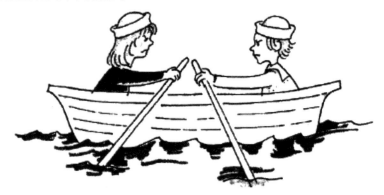

注意，在这条船上，其中一个人在向前划，而另一个人在向后划——这艘船哪儿也去不了。玛丽安画了她与帕特里克的这条关系之船，说明她对两个人之间对立的养育方式的看法。她的目标是培养尊敬长辈的听话的孩子，当她让他们跳起来的时候，他们要问："夫人，跳多高？"另一方面，帕特里克的养育方式可以概括为"质疑权威"。她认识到，问题在于，在管教孩子时，他们俩经常会在期待和允许孩子做出的行为的决定上相互矛盾。

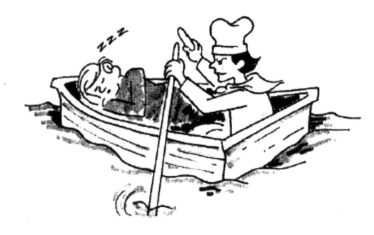

托比最近和一位合伙人开了一家餐馆。在这幅关系之船的图中，他画了自己在独自划船，而他的合伙人则在睡觉。他立刻明白了为什么自己如此忿忿不平，并看到了自己因为承担着经营生意的主要责任而感到不堪重负和得不到支持。

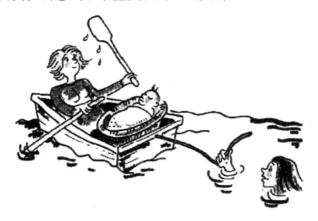

自从蜜友安妮结婚并怀孕以后，苏珊就有了一种孤独和被甩在后面的感觉。安妮谈论的都是医疗保险、房屋抵押贷款，以及和丈夫组建一个新家庭。她们在一起的时间越来越有限，而且苏珊担心，如果她在未来 10 年里一直单身并且为同一个正畸医生工作的话，那么每次聚会时，她都不能给朋友有什么兴奋的事情分享。苏珊画的是自己抓着一根细绳，被安妮划着船拖在后面。

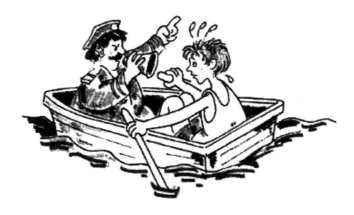

盖瑞认为自己在遵循父亲教给他的价值观：努力工作、节俭省钱、锻炼身体，并多参加社交活动。但是，他不开心，感到无聊和不满足。当他去看望父母的时候，他们会盘问他的生活细节，然后父亲就会继续给出改善他的处境的各种指令。他认为盖瑞应该更多地接纳生活现状，而不是期望每件事情都很完美。盖瑞的船显示他在拼命划船，而他的父亲则手持喇叭坐在船尾批评着他每一次的划桨动作。

觉察活动——你的"关系之船"健康吗？

考虑你想改善或更好地理解的一种人际关系。现在，想一想这条关系之船看起来会是什么样。在继续看本章内容之前，花几分钟时间画出这条关系之船，以便你能在寻找改善这种关系的方法时有一个图像可以参考。要记住，这不是一件艺术作品，所以，只要有形状和线条就足够了。

给你的关系之船加一个标题，并且在关系之船上每个人的上方画一个对话气泡。将每个人可能会说什么写进去。

最后，找个人聊聊你画的这幅画，并在解释过你如何看待这个问题之后，询问他或她的看法。通过另一双眼睛审视你的个人逻辑，总是会很有帮助。你从画自己的关系之船中学到了什么？从与朋友交谈中呢？

凯莎画了一条船，她坐在上面划着，流着汗，唱着歌，而她的妹妹穿着比基尼，手拿饮料，悠闲地坐在船头晒太阳。凯莎的关系之船的标题是"吃力不讨好"。在自己上方的对话气泡里，她写的是："这很辛苦，但是如果我唱着歌，就会让事情变得快乐一些。"在妹妹的对话气泡里，她写的是："你总是必须这么

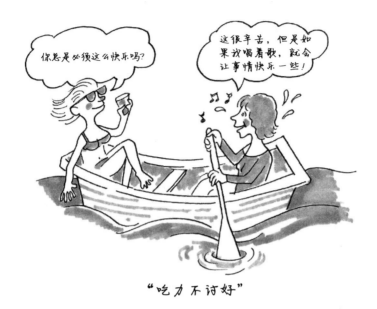

"吃力不讨好"

快乐吗？你怎么从来都不花时间陪我？"

当凯莎看着自己的关系之船的画面时，她认识到自己和妹妹对同一情形的理解很不一样。起初，她感到伤心、愤怒、被误解并且被妹妹挑剔。她让一位朋友看了这幅画，对方问："你认为你妹妹想从你这里得到什么？"凯莎说："我想她是希望我的感觉和她一样糟。"她的朋友笑了起来，说："也许她只是想要你全身心的关注，或许一起做事情在她看来是完全不同的。"

凯莎不太确定朋友的意思，请她说得更具体一些。她的朋友说："也许你妹妹想坐在你旁边拿一支船桨，以便你们能一起划船。或者，可能她希望你休息一下，别再那么辛苦，和她一起出去喝杯饮料，放松一下。有这种可能吗？"

凯莎考虑了朋友的建议，然后给妹妹打电话说："我最近工作太辛苦了，需要休息一下。我们为什么不找个地方共进午餐或晚餐呢，并花些时间一起出去玩。你愿意吗？"让她吃惊的是，妹妹说："我喜欢这个主意。"话语中没有一丝的讥讽。

健康的人际关系的品质

在你看前面的几幅图或者你自己刚画的图的时候，想像你正在告诉一位朋友要从一种良好的人际关系中寻找什么。这可以是一种工作关系、和一个朋友的关系或者和一个亲密伴侣的关系。你会告诉朋友寻找像这几幅图中的关系吗？你会让他或她寻找一个喜欢批评、孤僻、盛气凌人、自私、爱贬损、不诚实或爱嘲弄人的人吗？你当然不会！

你可能正忍受着很多痛苦，因为你不相信两人的关系能有所改变，因为你不知道如何着手改变它，或者因为你不相信自己会找到更好的关系。你可能感到没有信心或无力去做出改变。

觉察活动——给你的人际关系品质评分

如果你像很多人一样，你可能在面对一种健康的人际关系时也不知道！这里有一个清单，能帮助你识别"健康"的人际关系看上去什么样。在看这个清单时，要想一想你所拥有的一种重要的人际关系。在这份清单的每个品质前面标一个数字，以表明该特点在你的关系之船中有多么经常是对的。用"3"表示"总是"，"2"表示"大多数时候"，"1"表示"有时候"，"0"表示"从来没有"。

在健康的关系中，你们两人会……

- ·尊重对方，尊重自己
- ·有安全感，信任对方

· 可以做自己，并且欣赏彼此真正的样子

· 在一起很快乐

· 拥有属于自己的时间

· 合作，而非竞争

· 期待彼此都会持续成长

· 有共同的兴趣

· 鼓励在这种首要关系之外发展与他人的关系

· 互相迁就

· 采用双赢的解决冲突的方式

· 真诚地沟通

· 分享并倾听彼此的感受，既不心怀戒备，也不认为你必须解决对方的感受

· 尊重差异

· 抱有好奇心，而非评判

· 让自己做一个学习者

· 说出你想要和需要的，而不是期望对方读懂你的心思

· 不容忍虐待，不实施虐待

如果你的总分是 41 ~ 54 分，就说明你们拥有健康的关系。如果总分是 25 ~ 40 分，你们的关系基本是健康的。得分在 13 ~ 25 分，意味着你们的关系基本是不健康的，而如果得分是 0 ~ 12 分，你们的关系就是不健康的。除了帮助你评估你目前的关系的健康程度之外，这个清单还能让你知道想达到的目标，以及你可能想努力的方向。

如果你的得分让你烦恼，不要绝望。如果你确实想改善关系，

那就继续往下看，你会发现你可以采取的用来建立和维持更健康的人际关系的一些小步骤。然后，要相信你采取的这些小步骤能够有巨大的涟漪效应。

下面是另一种思考人际关系并判断其是否健康的方法。看下面两个圆圈：

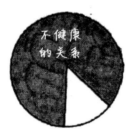 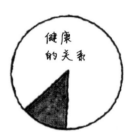

你越多运用并实行本章的建议，你就越能够从左边的圆圈（代表不健康的人际关系）走向右边的圆圈（代表健康的人际关系）。不健康的关系，是那种你在大多数时候感觉都很糟糕的关系，即便你们偶尔符合上面清单中某些健康特点。健康的关系则恰恰相反，当你们处于这个圆饼图中感觉不好的小块时，你们俩都会努力把关系带回正轨。有时候，人们会在事情顺利的少数时候认为两人的关系很好。他们自欺欺人地认为自己不得不满足于还得到了好东西中的一小点。

通往更健康的人际关系的四种途径

想象你自己正站在一个十字路口，路标指向四个不同的方向。这四条路都可以让你走向更健康的人际关系并改善你的人生质量。无论你沿着哪条路走下去，都能帮助你理解为什么你的一些人际关系那么不舒服，那么不值得。

你可以选择其中一条路，也可以在不同的时间把每条路都走一遍，这取决于你的好奇心、你的风格，或者你正在努力改善的关系。由于这些素养中的每一种都极其重要，本章下面的内容将为你介绍如何将它们整合到你的人际关系中。

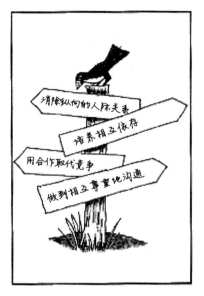

1. 消除纵向的人际关系

你可能从来没有这么想过，但是，人际关系既可以是纵向的，也可以是横向的。在横向的人际关系中，人们把彼此当作平等的人来对待，无论他们之间有什么差异。想像一张 1 美元的纸币和四个 25 美分的硬币。虽然它们有同样的价值，但纸币更容易放在钱包里，而在你想找零钱或使用投币机时，硬币更有用。横向的人际关系与此基本相同。在横向关系中，每个人都有同样的价值，即便他们在生活中有不同的工作、角色、技能、经历和兴趣。

相反，在纵向的人际关系中，人们不会像每个人都具有同等重要性那样对待彼此。微妙的——并且往往以不那么微妙的方式——信息传递中暗示着其中一方高人一等，另一方则低人一等。下面这个名为"横向与纵向人际关系"的表格，有更多这方面的例子。

横向与纵向的人际关系

横向的人际关系	纵向的人际关系
平等地对待他人。	高人一等或低人一等地对待他人。
鼓励他人，并提升他人的自信心。	令他人沮丧，促使他人感到无能。
激发积极的感受。	激发消极的感受。
要求公开，讨论，多种选择，贡献，坦率。	坚持认为你自己的方式才是正确的。
爱自己，善待别人。	贬低自己，批评、纠正、惩罚和威胁他人。
促进平等。	将你自己或他人看作"只不过是个……"（比如，只不过是个实习生，只不过是个受害者，只不过是个女人，等等。）
相互迁就。	期待别人照顾你，并认为自己有特权。
努力找到双赢的解决方案。	颐指气使，顺从，或寻找可以责备的人。
和善而坚定。	纵容或专制。
强调合作。	强调竞争和凌驾于他人之上的权力。
依靠爱的力量。	迷恋权力。
尊重差异。	坚持认为有"正确"和"错误"的做事方式。
相互尊重。	有道德的优越感。
为每个人留出学习的空间。	授予少数人"专家"地位。
从"我们的"角度思考。	从"我的"、"你的"或"他们的"角度思考。
抱有好奇的心态。	有一种"无所不知"的心态。
为你自己的行为承担起责任，并期望别人也能如此。	责备、评判、批评、寻找别人的过错。
改变自己。	试图改变或控制他人。
情感真诚。	以发泄情绪来威胁和操纵他人。

　　卡尔森是一位护士，他发现自己从学着按纵向和横向人际关系进行思考中受益良多。他已经在一位家庭医生的诊所里工作10年了，对很多病人都非常了解。卡尔森一部分工作是给成年人和孩子打针、为受伤的工人注射破伤风疫苗，以及为外国游客接种疫苗。多年来，他已经了解到，哪怕最精明老练的患者在打针时

也会变成一个婴儿。卡尔森很擅长无痛注射，并且能够让哪怕最恐惧的病人放松下来。他会带着真正的兴趣询问病人的生活，当他们聊起自己的时候，他就完成"刺"他们的任务。他的患者都很喜欢他，并欣赏他的技能。在看到上面这张表格时，卡尔森认识到他在工作中的人际关系是位于左侧的横向人际关系。

后来，有一天，卡尔森在给一个男人注射时用错了药。这个患者愤怒地对他进行了言语攻击，并且大喊着向接待员投诉。虽然卡尔森一再道歉，并且解释说这种药对他不会有伤害，但这个患者——一位忙碌的税务师——对于第二天不得不回来复查错误注射的影响而非常愤怒。

卡尔森深受打击。虽然诊所的其他同事都安慰他说，这个世界上没有哪个护士不曾把药搞混过或是把注射剂量弄错过，但是卡尔森发现自己依然害怕上班。现在，当卡尔森在细看"横向与纵向人际关系"的表格时，他能看到他已经把自己放到了右侧的"纵向人际关系"中。他忘记了促进平等，他现在评判自己"只不过是个"护士，地位低于那个作为"专家"的税务师。尽管卡尔森认为那个税务师的行为像个不讲道理的混蛋，但他仍然因为自己的错误而贬低自己，并且责备自己没能控制患者的反应。他似乎无法从给自己挖的坑里站起来了。

在研究这个表格的过程中，卡尔森认定，让他对自己的感觉好起来的方法，就是更多地采取横向人际关系这一侧的行为，同时尽可能减少纵向人际关系那一侧的行为。当他问接待员如何在接听电话时对待那些令人讨厌的人，而又不失去这些患者的技巧时，他有了真正的突破。当他的一个患者抱怨时，他微笑着说："你可能不会相信，这件事情对我来说可能要比对你来说更难受。"

觉察活动——你的人际关系是纵向还是横向的？

这里有一个很简单的方法，能发现一种关系是纵向的还是横向的。问问你自己：当你有一个很好的消息或很坏的消息时，你会第一个给谁打电话？你和这个人的关系就是横向的。

想一个你特别不喜欢与其待在一起的人，或者你与其相处有困难的人。那个人拥有的哪些特点让你感到恼怒、生气、烦恼或失望？你和这个人之间很可能是纵向的关系。

最后，问问你自己，当别人和你在一起时，你想让他们有什么感受？为此，你愿意尝试上面表格中的哪些建议？哪些是你希望尽量避免的？花一会儿时间写下来你的收获。

2. 用合作代替竞争

在很多人成长的家庭中，与父母的纵向关系和家庭价值观造成了一种竞争的氛围，所以，他们从来不了解合作的、横向的人际关系是什么样子。当你努力减少竞争并促进合作时，你将能更喜欢自己的人际关系。

你可能没有想到过竞争会涉及到把自己与他人进行纵向比较——关注谁更好，谁更差，谁对，谁错，等等。但是，当你将自己与他人比较时，你往往会基于自己小时候形成的绝对判断，最终感觉自己是个"赢家"，或一个"失败者"。这不同于注意到自己与他人有怎样的差异。这也不同于认识到他人身上可能有很多东西可以帮助你学习不同的做事方式。我们所说的是那种使你认为真实的自己不够好的比较。

在你小时候，竞争在父母对你的养育中可能扮演了重要角色。你的父母可能说过这样的话："别像你弟弟那样"或者"为什么你就不能像你姐姐那样做个好女孩呢？"

在你成长所在的地区，如果你的宗教信仰、肤色或经济地位符合"正统"，那你就有可能被认为比某

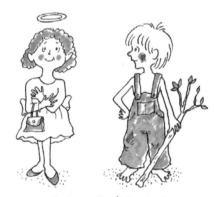

为什么你就不能像你姐姐那样做个好女孩呢？

些其他孩子更优秀。你可能在天赋、能力、努力和成绩方面被与其他孩子做过纵向比较，或者你自己做过这种比较。这在学校里尤为普遍，成绩被用来衡量你与别人比较的结果。还记得用来奖励好行为或阅读量的小星星吗？或者当你行为不良时被画在你名字旁边的黑色标记？这些都能让你一眼就知道自己在和他人的关系中所处的位置。这些都是各种形式的竞争。

和别人一起站在竖着的梯子上是不安全的，无论你是在他们的上面还是下面。即便是"一人在上"，也可能是令人沮丧的。当你在别人上面时，你不得不努力保持自己的位置，确保没人能赶上来，超过你，或把你拉下来。为了在"上边"，你要依靠有人在你"下边"。当你认定自己要么比别人好，要么比别人差时，你无法感觉到鼓励——因为你的地位和价值取决于别人是高于你还是低于你。

将你自己与别人进行比较，是你小时候为搞清楚自己是谁而做的事情。现在，你长大了，你有能力看到一位家人、同事、配偶或朋友是否真的对某些事情很擅长，这并不意味着你无法以自

己的方式通过努力掌握同样的技能。你还能看到，不必为了让自己显得重要，而必须在某些事情上做得跟别人一样好（或者更好）。

努力在你的人际关系中造成更多的合作、更少的竞争，不仅会帮助你感觉更好并做得更好，而且也会让这种关系中的其他人感觉更好。如果你有孩子，他们也会受益。你能够摆脱竞争的负面效果，学会尊重差异和多样性，并且与他人一起朝着共同的目标努力，而不是继续为谁比谁更好打分。

觉察活动——你是在竞争吗？

根据你在第 2 章所做的活动，认真审视一下你的家庭氛围和家庭价值观中的竞争迹象。现在，想一想你目前的人际关系。你看到自己在哪些方面以何种方式在竞争（比较）？这种竞争对你有帮助，还是造成了阻碍？你可以做些什么来改变这种状况？

探究你的"精神行李"

用合作取代竞争的另一个方法是，通过检查你的"精神行李"来探究你与他人的思考方式有怎样的不同。想像你正在打包一个行李箱，里面装满了你小时候形成的各种想法和结论。你在整个人生过程中都会带着它们。尽管你现在拥有成年人的身体并生活在成年人的世界里，但你会继续从这个隐喻的行李箱中抽取你小时候形成的想法[1]。

你在任何问题上都可能有精神行李：金钱、教育、性、男人、女人、工作、孩子、假期、宗教、疾病、婚姻、爱、政治，以及其他。

---

[1] 这一信息源自麦欣·艾詹姆斯的讲习班教学内容，并在洛特、肯特和韦斯特合著的《懂我就是爱我》一书中有所介绍。——作者注

在人际关系中，你会发现，当你的"行李"与你正在打交道的那个人的相似时，你在这些问题上体验到的压力就比较少。当你们的"行李"不同时，你们就会有冲突，而且很可能你们两人都认识不到为什么。你可能会认为对方固执或是在为难你，直至你接受你们两人不同的现实。

如果你愿意了解自己的"行李"，可以将上面提到的那些问题中任一个让你担忧的问题列出来。你可以随意增加对你重要的其他问题。审视一下你列出的问题，把你想到了什么都写下来。如果你不知道写什么，就想一想你在成长过程中接收到的关于这一问题的信息。有时候，想像在你小时候的家里挂着写有关于这个问题的一句话的标语会有帮助。

下面的图是布莱克和巴特在他们各自行李中的发现。

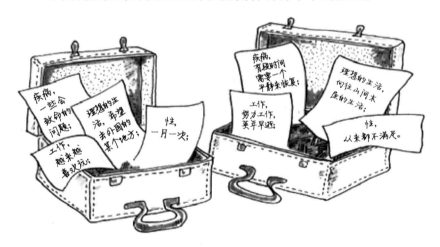

当他们比较两人的清单时，布莱克和巴特才第一次清晰地认识到，为什么他们会经常吵架以试图确立谁是正确的。有时候，他们会奇怪当初是什么让他们相互吸引的。如果你正在处理一个关系中的问题，将你和对方的"行李"比较一下吧（如果对方愿意的话）。要找出你们关系中和谐或冲突的一些根源。希望你们的相容的方面能比较布莱克和巴特的更多一些。如果你能避免非黑即白的思考方式，你和对方就有可能找出一些解决方案。或者，至少你们能够理解和接纳你们的差异。

好奇的心态也能帮助你放下为证明自己正确而进行的竞争。一个与你极亲密的人可能会带着好奇心问："你对一个愉快的假期有什么主意？"或者"当你感觉不好时需要什么？"想像一下，当你和别人合作去了解各自隐藏的想法，而不是拼命证明自己"正确"时，结果会多么不同啊！

觉察活动——觉察不同的现实

讨论"行李"的另一种方式，是以不同的现实进行思考。你的想法是你的现实。别人的想法可能不同，所以，他们会有一种不同的现实。为了更好地理解不同的现实，想像你正处于下页图所描绘的情形中，正和这四个人站在雪山脚下的缆车旁。此时，你会怎么想？

注意，每个人的想法都是独一无二的，并且与其他人的想法不同。你的想法和别人的想法越相似，你和他或她之间的问题和冲突就越少。如果你不了解不同的现实，你可能就会想当然地认为其他人的想法与你的一致，你就不会想到去问别人在想什么。如果你发现自己与一个人发生了冲突，有好奇心而不是努力证明自己正确，会有助于你发现你们的不同现实。

3. 培养相互依存

很多人，即便已经进入了成年，都错失了实现独立性的机会。

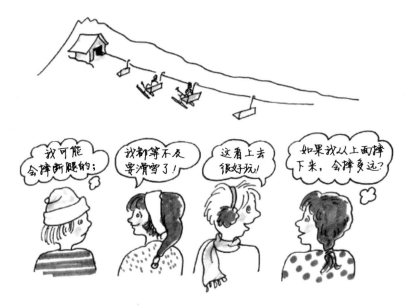

他们一直有依赖性，相信别人必须支持和照顾他们，别人要为他们的感受和幸福负责。他们甚至可能害怕独立，并认为独立就是抛弃别人或是被别人抛弃。由于没有变得独立，他们就无法达到相互依存，这是健康的人际关系的一个重要方面。

当人们来找我们做心理治疗时，我们的部分工作就是帮助他们成长，因为几乎每一个问题都涉及到成长过程中的一个障碍。我们会通过给我们的来访者一张地图来帮助他们成长。我们的地图描绘了一条路，它会带你脱离你从出生时就形成的对他人的完全依赖。相反，它会引领你走向自立以及想法和行为的独立，你将能满足自己情感和身体需要，并且知道自己是谁。有了这种独立，你就能进步到与他人的相互依存，你们将彼此合作、分担工作并互相支持。当你按照我们的地图去做时，你会停止让别人支配你的生活。你能学会自己决定自己的想法、感受以及将要怎么做；你能按照自己的愿望来过自己的生活。

要使用一张地图，你需要知道自己从哪里出发！下面这个活动会让你对此有一个简单的了解。

觉察活动——你如何在依赖清单上打分？

在审视下面的问题时，想一想你愿意改变或改善的一种关系。回答从 A 到 M 的所有问题，用 0 表示"总是"，5 表示"从不"，0 和 5 之间的数字分别表示不同程度的"有时"。

A. 你避免命令别人或别人命令你吗？

B. 在重要的人际关系中，你允许彼此存在差异吗？不同的时间安排，不同的兴趣，不同的朋友？

C. 你相信别人的幸福该由自己负责吗？

D. 你是否会说出你的想法，即便这个想法可能会惹恼他人？

E. 你在想说"不"时会对别人说"不"吗？

F. 你依赖酒精或药物（包括处方药）来让自己感觉好起来吗？

如果你已经独立——或突然发现自己独立了，在以下方面你能够——或者也许能够——做到什么程度？

G. 信守承诺，遵守约定。

H. 承担家庭责任，包括完成每天需要做的事情，以支持并照料你的家庭。

I. 承担家庭以外的责任，包括完成所有需要做的事情，以支持并照料你的环境。

J. 找到并保持自己的工作。

K. 你的吃饭、穿衣和洗衣的需要。

L. 你的交通。

M. 你的财务状况。

现在计算你的总分。

如果你从 A 到 M 所有问题的得分相加低于 26 分，说明你具有健康的独立性，而且你很可能对自己的生活相当满意。

总分在 26 ~ 39 分之间，说明你具有一定程度的独立性，但是，可以从本书中获得一些重要的个性化技能。

如果你的总分是 40 分或更高，说明你有很强的依赖性。你可能把自己看作是受害者，缺少对自己生活的控制感，或者感觉不舒服或不重要。

无论你的得分是多少，本书都将帮助你开始（或保持）"自我成长"，并且重新养育你的内在孩童，他需要变成一个独立的——进而成为相互依存的——成年人。如果你有幸学习过正面管教，你会发现成为一名鼓励咨询师很容易，你可以运用你所学到的针对各个年龄段孩子的养育技巧来帮助你的内在孩童成长。这就是我们所说的"正面管教＋"！

很少有人是按照我们的地图被抚养长大的。雪莉的经历也许能帮助你更清楚地看到童年的培养会如何影响目前的问题。

小时候，每当雪莉想独立思考时——从决定第二天早晨起床要穿什么，到如何使用她过生日的钱——她都会受到批评、纠正以及要以"正确的方式"做事的指导。她的父母所说的"正确的方式"，就是他们的方式。她的父母不知道如何鼓励她的独立性，他们也不愿意这么做。他们或许只是在实行他们那个时代的养育风格。或许，他们是害怕鼓励她的独立性，因为他们认为这可能意味着他们对雪莉的忽视。他们表明爱的方式，就是监督她的生活的方方面面。

与青春期相应的一项任务就是个性化，即自己探索自己的想法和感受。当雪莉开始她的个性化过程时，她的父母吓坏了，把缰绳拽得更紧了，使她一直依赖于他们。他们害怕雪莉会做出一些愚蠢或危险的事情。他们说服她相信他们知道什么对她是最好的。

当出现这种情况时，有些孩子会变得叛逆。另一些孩子，比如雪莉，会变得惟命是从。她屈服于父母，并忽视任何与他们不一致的想法和感受。她对自己的决定失去了信心。她相信别人总是知道的比自己多。

作为一个成年人，她继续着这种依赖模式，选择的是与那些会告诉她怎么做以及如何思考的人建立关系。她害怕相信自己的想法和感受，因为她相信，当她倾听自己，尤其是如果别人与她不一致时，她就是一个自私的人或会伤害别人。她也没有意识到她的父母和伙伴有他们自己的恐惧和不安。他们害怕如果雪莉变得更独立，她就不再需要他们了。她可能会离开并且再也不回来。

雪莉把那么多精力都用在了让别人快乐上，以至于她无法成长和获得独立。随着时间的流逝，她在成年人的外表下依然是一个孩子，努力应付着成年人世界中的各种问题。她不具有解决问题所需要的自信或技能。她感到害怕、愤怒和抑郁，但是，她一直将这一切藏在心里，并开始出现恐慌症。为了赢得她自己的生活，雪莉需要找到变得更独立的方法，并要学会相互依存。

　　为了更好地理解雪莉的挣扎（以及你的内在孩童的挣扎），可以这样思考：当你重新养育你的内在孩童时，你要确保自己是一个赋予力量的鼓励咨询师，而不是包办。包办是为别人做他们自己能做的事情。可以通过看下面的图，来想一想赋予力量和包办之间的区别：

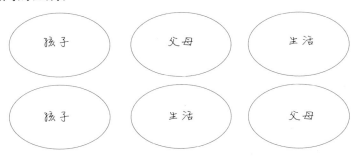

　　在第一行，你会注意到父母牢牢地站在孩子和生活之间，对孩子进行干涉和保护。在第二行，大人依然在场，但不是在孩子和生活之间。这种鼓励型的父母很放心让孩子从错误中学习，并准备随时施以援手，以帮助孩子搞清楚如何对待错误所造成的后果并在需要时作出弥补。这种父母不是干预和解救孩子，而是给孩子留出空间去显示他们的力量，并从艰辛的努力中得到成长。

　　雪莉看着这幅图，认识到她必须找到放弃对他人如此依赖的办法。她迈出的第一步是参加一个讲习班，以便她能在一种安全的氛围中练习改变自己的行为。她邀请了男朋友亚历克斯和她一起参加。在这个讲习班中，参与者们被要求尝试一些模仿不同类型关系的活动。

　　我们第一次了解这些活动是在约翰·泰勒的讲习班上，他是一位来自俄勒冈州塞勒姆市的阿德勒学派心理治疗师。在这个讲习班上，他向我们演示了如何帮助人们进行体验式学习。他的练习表明，当人们通过心灵而不是头脑进行学习时，他们会学得更快并且记得更牢。

第一个活动显示的是依赖性强的成年人之间是如何相处的。按照带领人的指示，亚历克斯站到雪莉身后，把双臂放在她的肩膀上，并从背后抱住她的脖子。和其他参与者一起，他们尝试在教室里四处走动。带领人问雪莉，后面拖着一个人一起走有什么感受。她回答："这种感觉在某些方面似曾相识。这就是当我总是试图取悦亚历克斯时的感受。但是，我想我更像是那个挂在别人肩膀上的人，因为，我真的害怕如果我不按照亚历克斯希望的那样做，他就会离开我。我的前夫曾经说过我是他脖子上的一个重物。我打赌这就是他的感受。"

亚历克斯举起了手，说："我喜欢感觉到自己被需要，所以，我挂在雪莉背上并不舒服，但是，我知道我可以拖着她连续走好几个小时。当我认为别人需要我时，我感觉自己很重要。但是，我不希望最后总要去支持别人。我能看到，如果允许他们过于依赖我就会出现这种情况。"作为"被拖着的人"，亚历克斯也依赖于雪莉来感觉到他的重要性，知道她在"支撑"他。这被称为"共依存（Codependence）"。

当一个人想方设法阻止另一个人体验生活以及生活所带来的后果时，一种共依存关系就产生了。人们通常称之为"包办"。然而，我们用"使人丧失信心（Discouraging）"这个词，指的是削弱勇气并阻止人们从他们的错误中学习和成长的行为。当雪莉拖着亚历克斯到处走时，看起来好像两个人很相爱、很亲密。但事实上，雪莉承担了所有的事情，并且阻碍亚历克斯用自己的双脚站立。雪莉不可能蓬勃发展和成长，因为她的大部分精力都用于支撑亚历克斯了。

觉察活动——摆脱依赖关系会有什么感受

你的生活中出现过依赖行为吗？就像雪莉和亚历克斯那样，你可能没有意识到自己很多使人丧失信心的行为。你可能认为人际关系本该如此。你在自己的一种重要人际关系中是"拖着人的人"或者"被拖着的人"吗？和一个朋友试一试这个活动，然后想一想你在生活中的哪些场合和时间有过与这个练习中体验到的相似的想法和感受。你可能会大吃一惊。

为了体验摆脱依赖关系的感受，想像你自己在讲习班中与雪莉和亚历克斯一起，看下面这个活动。更好的方法，是请一位朋友和你一起做这个活动，这样你就可以学着"由内而外"地体验这是一种什么感受（而不是只靠想像）。在这个活动中，其中一方将后背倚靠着搭档向前伸出的双手，保持身体笔直，就像一个烫衣板。搭档用这个姿势推着对方在教室里走动，并且说："我要放手了，我知道你可以靠自己的两只脚站立。"一旦"推的人"准备好了，他们就放手。当推的人放手后，出乎大多数人的意料，没有谁摔倒或离开教室。

在现实生活中，大多数人永远都不会放手，因为他们认为对方会受伤或者抛弃他们。这种情况不但不会发生，而且通常两人最后会感觉更亲近。他们看到了以前看不到的选择。

觉察活动——体验相互依存

为了说明相互依存的关系，想像或亲自做一次下面的活动：两个人面对面站立，中间隔两步的距离。他们之间保持一定距离，无需任何人的支撑就可以独自站立，注意各自有什么感受。他们的距离足够近又足够远，使他们能看见完整的自己和对方。这种距离象征着一种独立的关系，这种关系中的双方都可以靠自己的双脚站立。然而，他们也能随时帮助、鼓励或指导对方。独立的关系是迈向相互依存的第一步。如果你跳过独立这一步，你就不可能实现相互依存。

为了体验相互依存的关系是什么感受，和一位搭档一起尝试下面的活动：和你的搭档相隔几步站立。每个人在自己的圆圈里慢慢旋转，以此模拟你们各自独立的世界。当你们任何一方想要建立联结时，就伸出手或用眼神或声音让对方暂时靠近一些。然后，当你们任何一方想要更多空间时，要让对方知道是时候回到你们各自的旋转圆圈中了。重复这个走近和分开的过程，直到你们感觉到，当你们各自做自己的事情时，并不意味着你们在抛弃对方。你们会看到你们随时都可以进行联结。

通过模拟相互依存的关系，你也是在练习鼓励。没有人阻碍着对方。你们两个人都可以随时帮助、指导并支持对方。相互依存的关系会扩展而不是限制你做你自己。

4. 做到相互尊重地沟通

相互尊重意味着尊重自己以及他人。相互尊重不仅是健康的人际关系的基础，而且这本身就是一种鼓励性的语言。当你用鼓励性语言沟通时，你就已经走在了通往健康人际关系的第四条道路上。

定期召开工作会议和家庭会议

当每个人都被鼓励作出贡献并参与决策时，他们就会感觉到被赋予了力量，而不是被过度控制。造成这种氛围的最佳方式之一，就是按计划定期召开会议。（这不是在出现危机时召开的会议，或者由一个人随意决定召集的会议。）

要以致谢和感激作为会议的开始。然后，询问参会者想把哪些问题列入议程，或者查看记录议程的本子、盒子或某个共享文件，参会者应该在每次开会之前把议题写在上面了。在将议题呈现在所有人都能看到的图表、黑板或显示屏上之后，请全体参会者排出议题的讨论顺序，并为每个议题确定时间限制。接下来，请一位志愿者负责计时。如果在计时器响起时某个议题还没讨论完，请参会者投票决定是用更多时间讨论当前议题并将其他议题留待下次会议讨论，还是搁置当前议题继续进行其他讨论。

要讨论每个议题（除非写议题的人觉得在会议召开时那个问题已经解决了），不责备、不批评，并且要一起做头脑风暴寻找解决方案。头脑风暴是要快速产生尽可能多的想法，并且不作评判或评价。如果一个问题很难在一次会议上得到解决，就要讨论一下，以了解每个人对这个问题的想法，然后把后续讨论延期到下一次定期召开的会议上进行。

只要有可能，最好在达成一致之后再做出改变。如果无法达成一致，但又必须做出决定的话，全体成员可以进行如下约定："我们需要（如此这般），直到我们制定出一份所有人都能接受的约定。

我们将保持开放的沟通，并继续讨论，直至我们达成共识。"

听，而不是说

为了建立鼓励性的、健康的人际关系，要花时间学习并实行"听，而不是说"。这种沟通方法是最容易学的，但可能也是最难做到的！你需要做的，就是在别人说话时闭上嘴。你可以在保持嘴唇不动的情况下发出一些声音，比如"嗯？""呃。""哦。"你应该明白的。不要争论，不要借着别人说的话来打开你的话匣子。这听起来很简单，但在实际中做到需要你的一些努力。

做到情感真诚

做到情感真诚，会有助于你了解自己的想法和感受，并激励你有勇气将其表达出来。这还能教会你不评判、不批评、不辩解地倾听他人。这里有一个你可以使用的简单句式，让你做起来更容易。你只需要在下面两个句子中的一个填空：我感到_____因为_____我希望_____；或者，你感到_____因为_____你希望_____。

自然，这里有一些诀窍。最重要的一点是，要确保在"感到"后面使用的是一个感受词汇。(见第1章的感受脸谱。)要记住，"喜欢"不是一个感受词汇！"好像""那个""你"或"她"也不是。感受词汇可以是伤心、害怕、生气、开心、担忧，等等。

另一个诀窍是，要避免将这个句式做为把你的感受偷偷摸摸地归咎于别人的一种办法。比如，说"我感到伤心，因为你忘记了我的生日，我希望你已经给了我一个礼物"听着就是责备。你可以将其改为："我感到伤心，因为我很期待着生日能有一个惊喜或生日卡片，我希望这些事情已经成真。"这可能看起来像是抠字眼儿，但实际上是把这句话的重点转到了你的感受上，并且吐露了你的心声，而不是责备别人和他们的行为。

当你使用"你感到……"这个句式时，要记住你只是在猜测对方可能会有的想法或感受。你不会读心术，而且你也不必猜对。事实上，如果你猜错了，对方很可能会纠正你，这会帮助你了解对方到底怎么了。这里有一个例子。当一位丈夫看到妻子紧皱眉头时，他说："你感到烦恼，因为厨房里一片狼藉，而你希望我已经把它收拾干净了。"妻子回答说："不，我感到很困惑，因为我在柜子上放了一盘曲奇饼干，但现在不见了，我希望我知道是怎么回事。"她的丈夫回答道："我把饼干藏到冰箱里了，这样，我就不会把它们全吃掉了。"妻子大笑了起来。

运用鼓励性语言

鼓励性语言包括培养、保持或增强其他人的自我价值、社会影响、自我引导或自信心体验的话语和行为。你可以学习使用致谢、感激和反射式或描述式回应，而不是赞扬和批评。在刚开始使用鼓励性语言时，你可能会感到笨拙，但是，通过练习，它会帮助你成为一个更积极的人。

这里是一些反射式和描述式的鼓励性语言的例子："我知道你对这件事有自己的思考方式。""你想出了如何处理这个问题。""你对这件事有什么感受？""以我对你的了解，我相信你会想清楚这个问题。""我对你的判断有信心。""你说到就做到了。"

这里是一些表达感激和致谢的鼓励性语言："谢谢，这对我帮助很大。""我知道你想继续在电脑前工作，但是，谢谢来帮助我准备晚餐。""我非常感激你以这种方式参与进来，这让我的工作轻松并有趣多了。""我意识到你花了大量时间认真思考那个问题。""看看你在打扫和整理方面取得了多大的进步啊！""看看你已经前进了多远，你离你的目标越来越近了。"

行动计划——做一些鼓舞人心的事情

为鼓励你生活中的某个人，想一想你能说或做的事情：

1. 表现出信任
2. 表达你的界限
3. 充满爱心
4. 寻求帮助
5. 提供信息

如果你想不出例子，这里有一些建议：

"我知道，如果对你重要的事，你就会知道该怎么做。"

"我会等你15分钟，如果15分钟之后你没有打电话或没有出现，我会认为你正在忙其他事情，我就会继续做我自己的事。"

"你不会有麻烦。""我爱这样的你。"

"我讨厌打扰你，但是，如果在接下来的一小时里你能给我一些时间，我肯定需要你的帮助。"

"我注意到你喜欢在电视机前吃饭。有没有可能我们挑几个晚上一起这样做，并在一周里的其他时间坐在餐桌旁吃饭。"

记住，少即是多

实行"少即是多"，会促进沟通和亲密。"少即是多"的技巧包括：说一件事不超过 10 个字；只用一个字或一个信号；写一个便条，而不是当面交谈。你会在下面的故事中看到所有这些方法的实际运用。

维多利亚在佛罗里达州一个贫穷的家庭长大，在放学后、周末和假期，她都会到爸爸在海边的礼品柜台帮忙。作为一个小女孩，她看着那些快乐、富有的游客，无意识中认定像她这样的人不如那些有钱人优秀。

现在，作为一个嫁给了一位牙医的成年人，她在一个中产阶级社区过着中产阶级的生活。她的女儿与那些父母是医生、律师和成功的商人的孩子们是朋友。她童年关于自己"不如别人"的决定让她很难自在地与邻里相处。她总是有一些不自在，害怕自己不像其他父母那样聪明，害怕自己注定迟早会说一些蠢话，害怕别人比自己更有社交礼仪。

当维多利亚在一个父母教师协会（PTA）的项目中了解到相互尊重的沟通方式时，她想这也许能帮助她交一些朋友；她一直感到孤立和孤独。维多利亚决定通过参与一些自己在逃避的情形，冒一些风险。当玛丽安和玛莎邀请她帮忙为万圣节狂欢活动烤一些纸杯蛋糕时，她跨出了这一步。

维多利亚打算她要先尝试"听，而不是说"。当玛丽安和玛莎聊她们的孩子、老师、学校的政策以及她们的婚姻时，维多利亚饶有兴趣地静静听着。出乎她意料的是，这两个女人表达了很多与她同样的观点，但是，她因为担心自己会丢人而从来没有公开说过。不可思议的是，维多利亚只是通过闭着嘴巴、点头并仅说一些"嗯。哦。呃。啊"，就感觉自己参与了那么多交谈。

维多利亚发现，当她身边的人感觉得到了倾听时，她们也会有兴趣听一听她要说的话。当玛丽安问她，对学校取消"不给糖就捣乱"活动并以狂欢来代替的决定有什么看法时，维多利亚感觉很不自在，但是，她深吸了一口气，并尝试了她在父母教师协会活动讲义上看到的句式，她说："我感到有一点紧张，因为我是一个害羞的人。"

玛莎插话说："好吧，我们还以为你不喜欢我们，因为你总是不说话，而且在我们还没来得及打招呼前，你就匆匆离开会议现场了。"

"很抱歉我给你们留下了这种印象。我一直感到非常孤立，并且需要一些朋友。今天对于我来说很特别，我希望咱们以后可以一起做更多事情。我想知道哪天在孩子们放学后一起玩耍的时候，你们是否愿意来我家喝杯咖啡。"

维多利亚发现自己能够轻松地向玛莎和玛丽安表达感激和致谢，尽管她从小到大已经习惯了听父亲的赞扬或批评。如果父亲喜欢她正在做的事，他会说她是个"好女孩"，但是在生气的时候，他会说这样的话："你什么事情都做不好吗？在找零钱的时候不许把钱留在柜台上！你没长脑子吗？"

维多利亚告诉玛莎自己非常喜欢她的坦率，并且希望自己能像她一样。玛莎脸红了，说："我总是有话就说，而且不过脑子。""哦，不，"维多利亚说，"你说出了你的想法，这让我感觉更舒服，因为我不再需要猜测你的感受。"

虽然维多利亚在社交场合安静内向，但她在家里却截然相反，不停地唠叨自己希望丈夫和女儿去做的事。这两个人会点头表示同意，但都对她的话置若罔闻。维多利亚认识到这是尝试"少即是多"这个方法的绝好机会。

这种选择——说一件事不超过10个字——简单利索，并且立即消除了维多利亚在丈夫脸上已经习惯看到的那种茫然的眼神。维多利亚牵着丈夫的手，简单地说道："车库很乱，帮我打扫一下。"（只有10个字）丈夫真的站了起来，朝车库走去。后来电话铃响了，他改变了方向，维多利亚一直等到丈夫打完电话，然后，看着他的眼睛，尝试了第二种选择：只说一个词。她只是说："车库。"他就说："哦，对。"然后，再次朝门口走去。维多利亚惊呆了。

她决定给女儿写便条，而不是一遍一遍地重复却达不到任何积极的效果。当女儿放学到家把钥匙放在前门时，她立刻注意到了贴在门上的便条："外套、书包、鞋子、卧室。"维多利亚看着女儿拿着这张便条以及她的外套、书包和鞋子走进了卧室。

渐渐地，维多利亚认识到，随着她越来越多地在学校的父母教师协会项目中、在班级里或者与镇上的熟人进行相互尊重的沟通，人们表达出了感激；他们很高兴见到她，而且似乎明显喜欢她了。她为改变而愿意承担的风险是值得的，她感到不再那么孤独和孤立了。

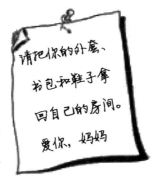

请把你的外套、书包和鞋子拿回自己的房间。

爱你，妈妈

呵护和培养健康人际关系的行动计划

I. 温度计

想像在你面前的地上有一个巨大的温度计。你正站在高温的一端，你正在与其交流并努力鼓励的那个人站在温度计的中间位置。你的任务是说一些话，让对方更靠近你。每次说一句话，并想像这个人听到每句话后会朝哪个方向移动：远离你，靠近你，还是站在原地不动。如果可以的话，找一位朋友和你一起练习这个活动。

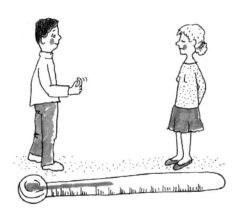

格兰特是一个刚刚结婚的25岁的小伙子，他试图用这个温度计活动来搞清楚他新婚3个月的妻子特雷西为什么总是用一种带有敌意的语气跟他说话。他问妻子是否愿意帮助他做这个活动，并向她解释了这个想像中的温度计。她同意了，尽管有一点勉强。

刚开始，格兰特说："我认为你不再爱我了。"特雷西后退了一步。格兰特接着又说了他最想说的一句话："你从来不想和我讨论严肃的话题。"特雷西后退了两步。格兰特沮丧地说："我们就不应该结婚。"听到这句话，特雷西一直走到了温度最低的那一端。

格兰特努力思考自己说什么才能让妻子走近他。他说："如果我刚才对你的态度不好，我向你道歉。"特雷西走近了一步。"我无法忍受我们之间不交谈。我特别怀念你的友善。"特雷西又向格兰特走近了一步。"我可以做些什么来改善这种状况呢？"特雷西又走近了一步。"我需要倾听你，而不试图解决所有问题，并且别变得那么好辩解。你能帮助我吗？"特雷西微笑着站到了格兰特面前，给了他一个拥抱，然后说："让我们再试一次。"

II. 网球比赛

想像一场网球比赛。想一想如果球不是有来有往，比赛会有多么无聊。有时候，交谈也是如此——其中一方拿到了代表话语权的球之后就一直说个不停。另一方则会倾听一会儿，然后开始走神，等待着这场独白的中场休息。如果这种情况继续，很有可能这两人之间的沟通就会沦为一方滔滔不绝，而另一方假装倾听。

如果你的交谈不像网球比赛那样，让球有来有往，或许此刻你该对始终霸占球的一方说："我们的交谈有没有可能更像网球比赛那样，球有来有往，而不是一直待在你那边？我对你要说的话非常在意，但是，我发现，如果我们之间没有交流，我就会走神并且不知道你在说什么了。"有些夫妻会约定，如果其中一方说"网球比赛"，另一方要立刻停止说话。

III. 好奇心

与试图纠正对方或以善意的建议解决他们的问题相比，带着好奇心能够更快地展开交谈，促进理解并进行鼓励。

在琳聘请新的内科医生时，她向刘医生提到她想看看他们是否合适。这位医生说的很多事情在她看来都是"加分"的。然而，在说到他喜欢和病人像团队那样共同作出所有决定之后，他又滔滔不绝地讲了一个小时。琳不得不怀疑对方能否说到做到；看起来他是说一套，做一套。如果对方能够多一些好奇、少一些说教，对于琳来说会是极大的鼓舞。

IV. 这不关你的事

对我们很多人来说，这是很难接受的。重要的是，不要认为所有事情都是针对你的，并要认识到别人说的话其实是与他自己有关的。做一个好奇的倾听者，而不是一个带有戒备心理的回应者，这对于你们两个人来说都是极大的鼓励。

与你自己和他人建立健康的关系，是通往鼓励和最有效的疗愈之路。我们希望你多次阅读本章的内容，以帮助你到达那个目的地。

结 语
没有终点线

祝贺你，你已经完成了你的第一个为期八周的自我疗愈之旅。我们说"你的第一个八周"，是因为这只是一个开始。我们相信，你会想继续成长和改变，并让你的自我治疗随时发生。我们还希望你不仅努力鼓励你自己，而且要鼓励别人。禅宗语录有云，弟子曰："我感到沮丧，当如之何？"师曰："鼓励别人。"这就是鼓励咨询师要做的事情，我们相信你已经成为其中的一员了。

要经常翻阅这本书，因为你每次重温都会有新的收获。我们希望这本书能成为一个总是能让你感觉很自在的老朋友，或者，像你喜欢的一次漫步，感觉很熟悉但每次都会有不同的发现。

你已经掌握了创造一种美妙生活的必要知识，但是，你还应该确保足够的运用和温习，这样你才会持续成长。

你可能会问自己，你是否真的焕然一新了。在某些方面，你是的——人们仍然认识你，但是，到目前为止，与你开始进行自我心理治疗前相比，你对自己以及你的人际关系已经有了不同的理解。你已经发现了思考自己、他人以及生活的新方式。你正在以新的方式体验和表达感受，并且你的行为可能也不同了。随着改变的逐渐深入，它会沿着你的身体从你的头脑下移至你的心，进入你的是五脏六腑，最终到达你的双脚。你的想法、感受和行为都反映着全新的你。

我们的目标是为你提供简单、有用的信息。看上去我们是在建议通过程式来实现改变，在某些方面，我们确实相信在一开始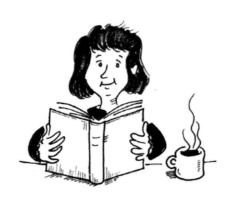使用程式会令使一个让人不知所措的过程更为可控。在运用这些内容的过程中，你会注意到这个程式为你提供了一门语言，你可以通过这门语言来与内在发生的事情和外在发生的事情进行交流，以此让你以一种全新的方式谈论自己的问题和困难。本书可能只是你书柜里的又一本自助书籍，或者，它也可以像是一个最好的朋友。造成这种差异的是你的意图。要注意杰克、劳拉和海伦是如何将本书中的信息综合运用，并为他们的生活带来重大改变的。

杰克和劳拉

虽然杰克和劳拉在婚姻中彬彬有礼，也不存在暴力，但仍有太多的失望和伤害令他们感到难以为继。他们都认定，调解离婚是拯救所剩无几的感情的最好选择。杰克和劳拉学习本书中的内容已经好几年了。当离婚调解进行到最后的协议环节时，他们感觉被卡住了，而且，尽管他们努力在这个过程中保持相互尊重，但最后还是谈崩了。表面上，问题似乎与钱有关，但是，杰克和劳拉都知道不止于此。他们只是不能确定更大的问题是什么。劳拉建议他们回顾下本书的一些内容。

当他们重读第 6 章时，他们终于能够摆脱困境了。他们同意各自都写出一段童年早期的记忆，来探寻他们更深层次的问题。运用该章所描述的方法，杰克意识到，他希望自己生命中最重要的女人能够认可他，告诉他他做得很好，并且向他保证她可以给他安慰，甚至是在离婚之后。他在拖延这个过程，是因为害怕他们这些年一起度过的日子付诸东流，害怕这次分开是孤注一掷，害怕自己再也见不到劳拉。劳拉向他保证，杰克一直支持着这个家，做得非常好，他很重要，她希望他们以后能继续做朋友——在需要时互相帮助，甚至还能时常坐下来一起吃顿饭。

劳拉的问题不同。她很伤心，因为杰克从来没有问过她想要什么。当她用"魔法棒"改变自己的记忆时，她发现自己希望杰克能够问她想要什么，并且，应该满足她在合理的范围内的愿望。杰克总是忙于努力猜测怎么做才是正确的，却从来没有想到过直接问劳拉想要什么。当劳拉告诉杰克自己想要什么时，杰克说："你要的东西我都能给你，你的要求是非常合理的。"

海伦

海伦，一位备受尊重的理财规划师，正在编写一份商业计划书，却毫无头绪。为了帮助自己解决面临的问题，她回顾了自己早期的童年记忆，以便从过去搜集信息。她探索到的回忆是她和父亲一起在花园里种花，这段记忆满载着她喜欢什么和不喜欢什么的信息，并且帮助她向前推进了她的商业计划。

在这段记忆中，父亲告诉海伦，她的花园可以有三垄，他来选择其中的两垄种什么花，海伦可以选择第三垄种什么花。父亲在第一垄种的是三色紫罗兰，第二垄是美洲石竹，而海伦为第三垄选择的是满天星。她不喜欢三色紫罗兰，因为这种花杂乱无章，颜色太多，总是需要除草。美洲石竹一旦开花会非常不错，但是，对于一个三四岁的小姑娘来说，用两年的时间等待植物开花未免太过痛苦。她觉得满天星是最好的选择——生长快，多产，开花时只有一种颜色，易于管理，而且几乎都不需要除草。

海伦意识到，这三种花象征着她工作中的三类客户。目前，她的"三色紫罗兰"太多了。她的新商业计划会削减"三色紫罗兰"的数量——这类客户到处都是，杂乱无章且维护成本高；她将增加"满天星"的数量，这类客户不会纠缠不休，对她言听计从，不粘人，理财观念相似，也不会指责别人。

最后，但同样重要的

本书的书名是《做你自己的心理治疗师》，强调的是靠自己来进行心理治疗。现在，你认识到了你唯一能改变的人就是你自己。然而，同时，你又是某个更大的集体的一部分，永远不会真正只有你自己。你越能够帮助别人感觉到受鼓励，你就越能够改善自己的人生质量。

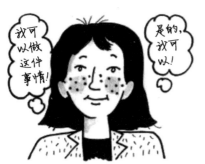

一位心灵成长学习者写下的

一首诗完美地表达了这一点。琳位于塔霍湖的家后面有一片树林，学习者们被邀请漫步其中，寻找一棵树并与其"谈心"。起初，他们觉得这个活动太傻了，但是，他们还是硬着头皮进行着。后来，这次活动留下的一些诗和照片真的很有启发，但是，我们相信塞莱斯特·修尔的作品完美地捕捉到了我们关于独立却不孤独的想法。（塞莱斯特，谢谢你具有启发性的想法，并且愿意与其别人分享这些内容。）

一棵树的成长

"树犹如人。我犹如你。如果我在树丛之中，我无法生长得这般高大，这般完整，这般美丽。我这般高大而完整，是因为我有一定的独立。

但是，我是如此高大而美丽，也是因为我身处森林，与其他树木相伴。想想那些独自长在山顶的不幸的树。景色固然壮丽，阳光固然温暖，但是，他们却没有任何保护，很快就会变成"风中之树"，所有枝丫扭曲畸形偏向一侧，斜依着身子试图挨过下一次的风暴。

你要成为你自己，不是依赖，而是相互依存。在与别人的共处中才会令你茁壮成长。不要独自站在山顶。成为森林的一部分吧。"